知って考えて実践する

国際看護

第 2 版

近藤麻理

関西医科大学看護学部 教授

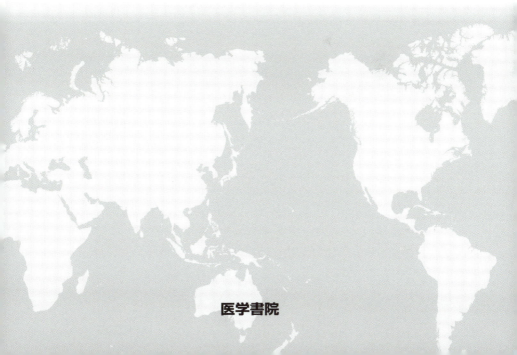

医学書院

著者紹介
近藤麻理（こんどうまり）
関西医科大学看護学部 教授

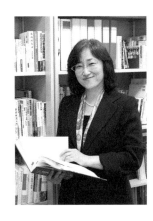

岡山県倉敷市生まれ．1985年川崎医療短期大学卒業．1988年和光大学卒業．1989〜1993年タイ国バンコクに在住．1994〜1998年アメリカ合衆国に在住．1999年タイ国マヒドン大学 Master of Primary Health Care Management 修士課程修了．2001〜2003年兵庫県立看護大学附置研究センター講師，2005年同大学博士後期課程修了，博士（看護学）．2005〜2010年岡山大学大学院保健学研究科准教授，2008年より中国武漢大学客員教授，2010〜2018年東邦大学看護学部教授，2018年より現職．専門は，国際看護学，災害看護，HIV/AIDS とともに生きる人々への看護．
共著に，『福祉医療用語辞典』（創元社，2006年），『ケア技術のエビデンスⅡ』（へるす出版，2010年）などがある．

知って考えて実践する 国際看護

発　行	2011年2月1日　第1版第1刷
	2016年11月15日　第1版第6刷
	2018年2月1日　第2版第1刷Ⓒ
	2023年11月1日　第2版第4刷

著　者　近藤麻理
発行者　株式会社　医学書院
　　　　代表取締役　金原　俊
　　　　〒113-8719　東京都文京区本郷1-28-23
　　　　電話　03-3817-5600（社内案内）
印刷・製本　三報社印刷

本書の複製権・翻訳権・上映権・譲渡権・貸与権・公衆送信権（送信可能化権を含む）は株式会社医学書院が保有します．

ISBN978-4-260-03536-1

本書を無断で複製する行為（複写，スキャン，デジタルデータ化など）は，「私的使用のための複製」など著作権法上の限られた例外を除き禁じられています．大学，病院，診療所，企業などにおいて，業務上使用する目的（診療，研究活動を含む）で上記の行為を行うことは，その使用範囲が内部的であっても，私的使用には該当せず，違法です．また私的使用に該当する場合であっても，代行業者等の第三者に依頼して上記の行為を行うことは違法となります．

|JCOPY|〈出版者著作権管理機構　委託出版物〉
本書の無断複製は著作権法上での例外を除き禁じられています．複製される場合は，そのつど事前に，出版者著作権管理機構（電話 03-5244-5088，FAX 03-5244-5089，info@jcopy.or.jp）の許諾を得てください．

はじめに
──国際看護について考えてみませんか

　この本の初版は何年もの構想の末に，ようやく一冊の本になり，2011 年に出版されました．そしてこのたび，改訂版が出版されることになりました．初版からの7年間に，日本の看護職の意識は国際化に向けて変化したでしょうか．この本を手に取られた皆さんは，21 世紀になってからの世界の変化を察知して，看護のグローバル化の重要性にすでに気づいていることと思います．

　看護の対象は「人間」です．「日本人」だけではないのです．看護は，民族，国境，宗教を超えていると考えたほうがより自然です．ですから，"国際"とわざわざ標榜しなくても，看護そのものが国際的な意味をもっているのです．21 世紀は，国際的な視点からグローバルな看護活動をも包括した看護学を，私たちの手でつくりあげる必要があります．

　日本の施設や病院でも，多くの外国人が外来受診したり入院したりしています．それを特別なことではなく，日本人と同じように多様な看護の対象者の1人であると感じることが，あたりまえになるのを期待しています．そう考えると日常の看護の場面でも，多くの国際化の実践はされているのです．

　国際看護と聞いて，「私は国際協力なんてしませんし，外国にも行きたくないから関係ないです」と国際的視野をもつ必要に対して疑問を投げかける方もいます．しかし国際看護と国際協力が同義語ではないように，国際看護が目指すものは，けっして世界の国際協力の現場で活躍する看護職を養成することだけではないのです．ですから，「国際看護＝外国の地で看護職が"活躍する"」という考えかたには賛成できません．

　看護職の皆さんは，国際的視野をもち「世界のなかのかけがえのない1人の看護職である」という誇りのもとで仕事に携わっているでしょうか．学生や若い看護職が，「将来は，外国で看護の仕事や国際協力をしてみたい」と恥ずかし

はじめに――国際看護について考えてみませんか

そうに話しかけてきたとき，教員やベテランの看護職の皆さんは，どのように応えてきたでしょうか．

　看護職であれば誰でも，人生のどこかでプロフェッショナルとして国際協力にかかわる可能性はあるのです．看護の対象は「人間」ですから，看護という概念には，もともと国境も，人種も，文化も超えた国際看護という考えかたが備わっています．だからこそ，すべての看護職に国際看護の知識が必要であると強く思うのです．

　ここで，この本について説明しましょう．
　関心のあるテーマからどうぞ読み始めてみてください．この本は，看護を学ぶ学生さんはもちろん，これからの看護を考える多くの方に楽しく学習してもらえるように，私自身が体験した事例やコラムを取り入れ，話しかけるようなつもりで執筆しました．参考となるウェブサイトや文献，そして映画も紹介しています．
　2020年に東京オリンピック開催を控え，ますますの国際化が予想されることから，病院や施設の現場では，看護職の継続教育の参考資料としてご活用ください．また，教育現場では学生への看護教育でシラバスを作成する際には，概要と具体的な目標，そして1，2章のキーワードを参考にし，8～15コマの国際看護学の科目として組むことが可能です．この本は，『看護教育』（医学書院）2009年1～12月号（Vol.50 No.1～12）の連載「誌上講義：国際看護学」とリンクしています．教育にかかわる皆様には，連載に掲載された国際看護教育の授業方法や資料を合わせてご覧いただけることを期待しています．
　この本を手に取られた方に，私の想いが届きますように，そして，皆さんの知と技に磨きがかかり，国際看護と看護の発展にますます寄与されますように，願っています．

2018年1月吉日

近藤麻理

目次

はじめに──国際看護について考えてみませんか　*iii*

第1章　日本から世界に目を開く──国際的視野を広げる

1. 国際看護のすすめ──看護の対象は「人間」である ……………………… *2*
2. 異文化への理解──基本的人権の尊重のために …………………………… *11*
3. 日本の国際協力──私たちは世界とつながっている ……………………… *20*
4. 「人間の安全保障」と国際機関──MDGsからSDGsへ ………………… *29*
5. プライマリヘルスケア──自分の命と健康を自分で守ること …………… *38*

第2章　現場で何が起きているのか──多様性のなかで生きる私たち

1. 国際移動する看護師──職場の同僚は日本人だけですか？ ……………… *46*
2. 性の多様性──LGBTへの理解 ……………………………………………… *52*
3. 紛争と難民──日本とは無関係なことでしょうか？ ……………………… *58*
4. 感染症とスティグマ──存在が見えなくなる人々へのまなざし ………… *67*
5. 災害と看護──援助する側・される側というステレオタイプ …………… *77*
6. 健康格差と世界の貧困──貧しい人たちとは，誰か ……………………… *90*

第3章　見て！聞いて！体験する！──国際協力への理解を深める

1. どこで何を学ぶか──情報収集の重要性 …………………………………… *98*
2. 国際的に活動するための多様な道──夢と現実 …………………………… *101*

v

3. 国際的な仕事への挑戦——海外で，日本で ……………………………… *108*
4. 海外研修の実際と課題——知的好奇心を刺激する ……………………… *117*

第4章 これからの私たちの選択——看護の力を信じて

1. メディア・リテラシー——情報をどう判断するか ……………………… *124*
2. 進化する国際看護とともに——10年後の看護の姿は？ ………………… *129*

おわりに　*135*

目次

✻考えてみましょう✻

2050年の世界は？　そして私たちの生活は？ ………………………… 4
世界に大きな影響を与える人たち ……………………………………… 9
「いくら払えるのか？」 ………………………………………………… 21
開発か，それともエコロジーか ………………………………………… 24
国連の予算配分 …………………………………………………………… 32
ラクの物語 ………………………………………………………………… 40
きつい仕事を担う外国人看護師 ………………………………………… 48
予防接種を食料引換の条件に …………………………………………… 60
1人を助けるのか，それとも大勢を助けるのか ……………………… 63
看護師の苦悩 ……………………………………………………………… 73
災害時には，病院に駆けつけないと怒られますか!? ………………… 79
住民自身が命を守る救命救急研修 ……………………………………… 94

COLUMN

「専門家」としての意見は？ …………………………………………… 10
「時間を守る」のはあたりまえではない？ …………………………… 19
フィールド調査は過酷なのです ………………………………………… 27
緒方さんに憧れて ………………………………………………………… 37
予防接種は，炎天下を村まで歩いて …………………………………… 42
市民が紛争地に行くことの意味 ………………………………………… 66
売買春を通して考える「自分事」「他人事」 ………………………… 75
身だしなみの気持ちも大切に …………………………………………… 89
意地悪すぎる質問 ………………………………………………………… 128

第1章

日本から世界に目を開く
国際的視野を広げる

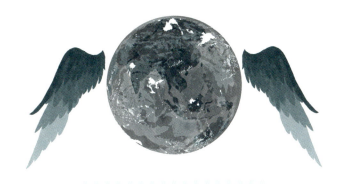

1 国際看護のすすめ
——看護の対象は「人間」である

　グローバル化における日本の現状をどのようにとらえ，国際的な視点から看護を見つめ直し，これからの未来に取り組むべきテーマは何かについて幅広く考えていきます．

【目標】
- グローバル化された社会で生きる「人間」が看護の対象であることが理解できる
- 世界の現状と人口爆発から将来の国際的課題を考えることができる
- 日本における国際看護の重要性について倫理綱領をもとに説明できる

Key Words　国際看護師協会（ICN），倫理綱領，グローバル化，人口爆発

✈ 看護の対象は日本人だけなのですか？

　私たちは，テレビや新聞など多くのメディアを通して，毎日新しいニュースを見聞きしています．そのなかには国際的なニュースも多くあり，私たちは意識しなくても世界とつながっています．たとえば夕食どきのテレビには，爆弾が命中し血まみれで運ばれていく，遠くの国の人々が映し出されています．しかし，この映像が終わると別のニュースが始まり，それを見ながら私たちは食事を続け，やがて繰り返される戦禍の映像は，時間の経過とともに，テレビのなかで起こる日常の風景となります．どこの国なのか，なぜこのようなことが起きているのかと考えるよりも，「平和な日本に生まれてよかった」と安堵してしまったことはありませんか．

　私たちが学んだ看護の教科書には，看護の対象は何であると書かれていたでしょうか．看護を学んだ私たちにとって，「看護の対象は人間である」ことは明らかです．どれだけ探しても「看護の対象は日本人である」と書かれた教科書など見つかりません．看護は「人間」を対象にしているのですから，おのずと国際的な視点が備わっている学問であると言えるはずなのです．

　看護倫理について見ていくと，国際看護師協会（International Council of

1. 国際看護のすすめ──看護の対象は「人間」である

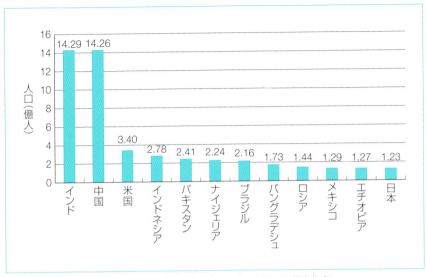

図1　人口の多い国々 (国連人口基金「世界人口白書2023」より筆者作成)

Nurses：ICN) の倫理綱領の前文には，「(前略) 看護のニーズはあらゆる人々に普遍的である．(中略) 看護ケアは，年齢，皮膚の色，信条，文化，障害や疾病，ジェンダー，性的指向，国籍，政治，人種，社会的地位を尊重するものであり，これらを理由に制約されるものではない (後略)」と書かれています．さらに，日本看護協会の看護者の倫理綱領 (2003年) の条文1には，「看護者は，人間の生命，人間としての尊厳及び権利を尊重する」とあり，看護の対象が明らかに「人間」であることがわかります．

このように看護は，国籍や人種や宗教だけではなく，人間を差異化するあらゆる条件を超えようとしており，その概念の豊かさにあらためて驚かされるのです．

「人間」が看護の対象です

看護の対象となる世界の人間の数は，どのくらいでしょうか．人口の一番多い国は，すでに皆さんもご存知だと思います (図1)．世界人口白書2023によると第1位はインドで14億2860万人，第2位は中国で14億2570万人と順位

が逆転しました．世界人口の推計は，約80億4500万人超えですから世界はアジア人であふれていることになります．2014年に第10位だった日本は，2015年にメキシコに，2023年にはエチオピアに抜かれて第12位に順位を下げました．

> ★考えてみましょう★ **2050年の世界は？　そして私たちの生活は？**
>
> 　日本の人口は，「少子高齢化」により現在は減少傾向にあります．しかし，世界全体を見ると，2000年の世界総人口の推計は約60億人であったのに対して2023年では約80億人と，人口は減少するどころか，「人口爆発」と言われるように急激に増加しています．2050年には，世界総人口は推計94〜100億人に到達すると予測されているのです．
>
> + 2050年のあなたは何歳になっていますか．
> + 世界の人口増加により，食糧，エネルギー，資源，水，労働力の状況など，人々の生活にはどのような影響があると思いますか．
> + 日本にはどのような影響があり，医療や看護は将来どのように変化すると思いますか．

✈「人間」が生活している国や地域

　ここからは，世界について自分がどのくらい関心をもっているか，知っているか，試してみましょう．世界地図や白地図を見るのは久しぶりという方も多いと思います．はたして国の位置，国名はどのくらいわかるでしょうか．さらに，普段しっかり聞いていると思っていたニュースは，人に説明できるくらい理解しているでしょうか．

🍃世界の国々を書き入れてみましょう

　3分間であなたはどのくらいの国や地域の名称を書くことができるでしょうか．次の白地図（図2）に書き込んでみてください．

1. 国際看護のすすめ──看護の対象は「人間」である

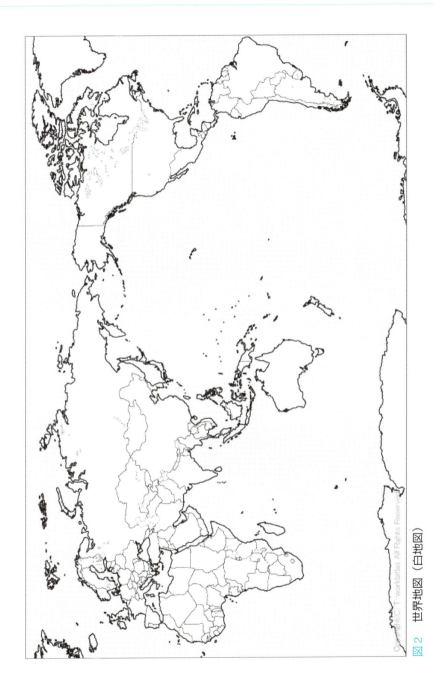

図2 世界地図（白地図）

3分が終了したら，あなたがほとんど書けなかった地域に☑をしてみてください．
　　□北米　　　　□ユーラシア大陸　　□太平洋諸島・オーストラリア
　　□南米　　　　□中東諸国　　　　　□アフリカ大陸
　　□ヨーロッパ　□アジア

あなたがあまり書くことができなかった国や地域と，書くことができた国や地域には，何か差があるでしょうか？　メディアからの情報や自分の関心などを振り返って考えてみましょう．

最近の国際的なニュース

さて次は，最近起こった国際的なニュースを書き出してみましょう．どのような事件や話題があったでしょうか．まずは，自分1人で考えてください．その後，友人と話し合い，ほかの人たちの意見も聞いてみましょう．

-
-
-

いかがでしたか？　テレビのニュースだけではなく，新聞記事などをしっかり読んでいると，ニュースのトピックだけではなく，その簡単な内容も友人に説明することができます．しかし，実際にはニュースのトピックをうろ覚えしている程度だったりします．また，世界の話題と言いながら，ある一定の国々のニュースだけが多い場合もあります．なぜ，報道される国が偏るのかについても考えてみてください．

✈ グローバルな課題と看護

世界には，取り組むべき新しい課題があります．紛争，貧困，感染症，自然

災害など，私たちの身近に，安寧な生活が阻害されていることは多くあります．これらは，看護のプロフェッショナルである私たちすべてが知るところでもありますが，世界はこのような課題に対して，どのような国際協力を実践しようとしているのでしょうか．

2000年に開かれた国連ミレニアム・サミットでは，8つの目標と18のターゲットを，2015年までに目標達成するというミレニアム開発目標（Millennium Development Goals：MDGs）が，当時189の国連加盟国により採択されました．さらに現在は，持続可能な開発目標（Sustainable Development Goals：SDGs）として，17の目標と169のターゲットの達成に向けて，2016年からは世界が取り組みを進めています．

日本から世界へと目を開き，そこで今何が起きているのか，人間は何に苦しんでいるのかを知ること，そして，看護に何ができるのかを考えることは，看護学にとっての基本であろうと思います．私は日本の看護教育のなかで，災害看護や国際看護についてもっと学ぶべきであるという，2009年からのカリキュラム改正には大いに賛成しています．今までの日本の看護教育は，あまりにも国際的なことに目を向けてこなかった，と思うからです．

国境を越えて広域的に起こる健康問題は，感染症をはじめとして自然災害である地震・津波被害，人的災害である紛争やテロによる近隣国への難民の流出などがあります．さらには，食糧不足で貧困と飢餓に見舞われるのも広域的であり，1か国だけの問題ではないでしょう．布の縦糸を世界の国々や地域とすると，その横糸には多様な学問分野が協働しなければ解決できない，広域的に広がる特殊な状況があり，それらに対して，看護は何かをなさなければならない学問分野であり，看護職はプロフェッショナルであると考えます．

日本における国際看護の重要性

日本においても多様な人々への看護の重要性が認識され，急増する外国からの旅行者に対応した医療や看護が課題となっています．また，外国人看護師の雇用の増加により，職場の同僚が日本人だけではないことがあたりまえになる時代の到来が予測できます．日本で生活する中長期在留者も増加していますから，多様な異文化の人々についても学び，理解する必要性は緊急を要していま

す．そして，日本人も外国に長期滞在することもありますし，海外旅行者も増加しています．国際移動する日本人への対応も，看護の重要な役割であることに気づかなければなりません．日本にもグローバル化の波は，とっくに押し寄せているのですから．

世界の看護界においては，2006〜2009年のICN会長は日本人である南裕子先生でした．私たちは看護のトップリーダーが日本人であったという事実に誇りをもち，若い世代にも伝えていかなければなりません．看護に国際的な視点が必要な理由とは，「世界で傷つき苦しんでいる人間を助けるため」という感傷的なキャッチフレーズに単純に引っかからないで，他分野の専門家とも意見交換や議論をし，誰のために何のために看護を提供できるのかを考える力をつけるためではないでしょうか．そして，世界や日本の社会状況に鋭い感性を向け，自分の力で判断し行動することが，国際看護の目指すところだと思うのです．そして，このような新しい学問は，偉い人がつくるのではなく，1人ひとりの地道な努力と1つひとつの講義や研修が数限りなく集まって，発展していくと思うのです．

看護は世界とつながっている

ここまで読み進めてきて，「私は，国際協力には関心がないし，国際看護は関係ない」「自分は日本で働こうと思っているのに，どうして国際看護なんて学ばないといけないのか」「英語もできないのに」と，不満に感じている方がいるかもしれません．あるいは逆に，「看護師になって，外国で活躍したい気持ちが大きくなりました」という人もいるかもしれません．

国際看護を学ぶことの意義を，ぜひここでもう一度思い出してほしいのです．「そうだった，看護の対象は人間だった．どうして日本人のことしか考えなかったのか」「日本で仕事をするとしても，外国の人たちも暮らしている」「英語や言葉だけが，コミュニケーションの手段ではない」「看護はもともと国際的な職業だ」「世界とつながっていることに誇りを感じる」と．

看護職には，「現在の国際社会が抱える問題は，世界の人々の健康とどのようにかかわっているだろうか？」と，いつも関心を寄せてほしいのです．国際的なニュースは，自分たちの身近にあり，常に意識していないと聞き流してしま

1. 国際看護のすすめ——看護の対象は「人間」である

うことに気づき，日本にいながらにして，どれほど自分たちが世界とつながっているかを実感してほしいのです．

✴考えてみましょう✴ 世界に大きな影響を与える人たち

マララ・ユスフザイ

2012年10月，15歳のときにパキスタンのタリバン武装組織に銃撃されましたが，奇跡的に命を取りとめたマララ・ユスフザイさんは，2014年に17歳でノーベル平和賞を，カイラシュ・サトヤルティさん（インド）と同時に受賞しました．16歳のときに国連本部で演説したなかの，「1人の子ども，1人の教師，1冊の本，1本のペン，それで世界を変えられます」が広く世界中に伝わりました．

マザー・テレサ

1910年，現在のマケドニア生まれ．ローマカトリック修道会よりインドに派遣され，1997年（87歳逝去）まで，カルカッタ（現在のコルカタ）のスラム街での「死を待つ人々の家」での活動が有名です．人間の尊厳と価値観を大切にし，孤独で悲惨な状況にある貧しい人々に愛情をもって活動したことが評価され，1979年にノーベル平和賞が授与されました．2016年には，バチカンにおいて法王より「聖人」に列すると宣言されました．

+ 彼女たちがノーベル平和賞を受賞した理由を考えてみましょう．
+ マララさんの考える教育の重要性についてあなたはどう思いますか．
+ マザー・テレサの貧しい人々への活動について調べてみましょう．

参考ウェブサイト
- 外務省海外安全ホームページ　http://www.anzen.mofa.go.jp/
- 日本看護協会——ICN看護師の倫理綱領
  https://www.nurse.or.jp/nursing/international/icn/document/ethics/pdf/icncodejapanese.pdf
- 厚生労働省検疫所　海外で健康に過ごすために　http://www.forth.go.jp/
  国や地域ごとの感染症，予防接種などの情報があります．

第1章　日本から世界に目を開く──国際的視野を広げる

参考文献
- 近藤麻理：国際看護学のエビデンス．深井喜代子編：ケア技術のエビデンス，へるす出版，pp87-98, 2010.
- 日本国際保健医療学会編：国際保健医療学．杏林書院，2013.

映画紹介
- 「わたしはマララ」監督：デイヴィス・グッゲンハイム，2015
  2014年に17歳でノーベル平和賞を受賞したマララ・ユスフザイのドキュメンタリー映画．
- 「The Lady アウンサンスーチー ひき裂かれた愛」監督：リュック・ベッソン，2011
  1991年にノーベル平和賞を受賞したアウンサンスーチーの半生が，ビルマ（現ミャンマー）の民主化運動と軍事政権との闘い，家族との物語が事実をもとに描かれています．

COLUMN

「専門家」としての意見は？

　国際看護の現場には，世界中の人道支援活動のベテランたちが集まっています．そこではお互いの情報交換のため，頻繁に夕食会やパーティが開かれます．実際の活動現場は，常に緊張状態というわけではないのです．このような情報交換の集まりは，ストレス解消にも大いに役立っていました．所属している組織のメンバーとの会話だけではなく，ほかの人たちの意見を聞ける機会でもあるし，リーダー同士であれば，普段は部下に対して話せないような愚痴をこぼすことも可能となるのです．

　そこでの自己紹介では，「あなたの専門は何？」とよく聞かれました．そして，次に「では，あなたの専門から見ると，この問題にはどのような解決方法があると思う？」「それはなぜ？」と，矢継ぎ早に質問を受けました．これは意地悪をされているのではなく，「看護学からこの現象を見ると，こんなふうに見える」という私の意見が，質問者にとっては新鮮だからなのです．しどろもどろの英語で伝えるのは大変でしたが，英語が第2言語という仲間も多く，伝えようとする情熱や論理的な説明が語学力以上に重要であることもわかりました．多様な専門家が集まってそれぞれの立場から発言することで，どのように課題を解決していくか，という選択肢が多くなり，柔軟で多様な対応がとれるようになります．私たちも看護学の専門家として，もっともっと他分野の人たちと議論する必要があると感じています．

2 異文化への理解
——基本的人権の尊重のために

　多様な文化を理解する第一歩は，多様な人々の生活を知ることです．その際に"違い"のみに目を向けるのではなく，"似ている"や"同じ"と感じるところも見つけながら，人を尊重する看護とは何かを考えていきましょう．

【目標】
- 日本で生活する在留外国人の在留カードと保険について説明できる
- 異文化理解と人を尊重した看護への具体的な対応を説明できる
- 日本の医療と看護が国際的な水準を目指していることを知る

Key Words　異文化，在留カード，ハラル認証，JCI，JMIP

異文化理解と多様性（ダイバーシティ）

　多様性（ダイバーシティ）の共存につながる異文化理解は，異なる価値観をもつ人々とともに生きていくために必須であり，多様な人材活用の推進や看護の発展にも大きく影響すると考えられます．また，世界の国々の看護教育制度，免許の種類や取得方法，国家試験の有無，看護の裁量権，労働条件，給与，保健医療福祉政策，プライマリヘルスケアの仕組み，健康保険の有無などについて調べ比較することで，日本の看護を客観的に見つめ直す機会にもなるでしょう．

　米国あるいはEU（欧州連合）などの国々では，文化や習慣，宗教による民族などの差異を相互に理解することの重要性が，日常生活においても認識されています．ですから，看護学の重要な基礎科目として，異文化看護を学ぶ意義が認められ発展してきました．しかし，日本では異文化，あるいは外国の人々を看護するという発想すら欠落している場合があり，基礎的な知識を学ぶ機会もないままに，現場でその現実と向き合わざるをえない状況です．

　外国人への看護は，なによりも外国語（主に英語）を自由に使えることが前提であるという誤った思い込みもあり，異文化看護の必要性は軽視されてきま

した．しかし，日本に長期滞在している外国人であれば，片言であっても日本語を少しは理解していますし，ジェスチャーでも意思疎通が可能な場合もあります．情報社会のなかでは，電子翻訳や辞書を駆使して会話することも可能です．ですから，多様な人間の価値観や文化の差異を知ることにより，摩擦や誤解が減少し，相互の良好なコミュニケーションが可能となり，質の高い看護ケアができると思うのです．

　日本でも，チーム医療の重要性が医療関係者に十分に認識されるようになってきました．しかし，外国人患者への対応では，今まで看護がかかわることのなかった分野の人たちとの連携が必要となります．特に保険に関する手続きや知識は，ソーシャルワーカーに頼ることになります．言語や文化の違いについては，医療通訳や留学生，あるいは海外経験のあるボランティアなどの応援が必要です．自治体から配付される健康診断の用紙1つをとっても，日本語で埋め尽くされているのです．最近では，医療通訳養成講座などが，市民団体や自治体の国際交流センターのようなところで行われています．また，外国人患者の受け入れの多い病院では，各種言語のボランティア登録の後，定期的に医療通訳の講義を行い，医療用語や保険制度などの知識を学ぶ機会を提供しています．

　看護における多様性の共存のためには，世界の看護職から刺激を受け，未知なる知識やシステムを学び，未来の社会と看護をつくるために応用させて取り込むことが必要です．しかしそこには，経済格差を背景とした労働者の国際移動のように，まだまだ多くの課題があることも忘れてはなりません．

✈ 在留外国人の在留カードと健康保険について知る

　現在，日本で生活する在留外国人数は年々増加していますから，病気になり病院を訪れる外国人の数も増加しています．看護職は，このような在留外国人が受けられる日本の医療・福祉制度を理解しているでしょうか．

　2012年7月以降，日本で生活する中長期在留者（原則90日以上）に対して，在留カードを発行しています．そのため，それ以前に地方自治体が発行していた外国人登録証明書は廃止されています．この新しい在留カードの制度では，住所を定めた区市町村において住民票が作成されるようになり，国民健康保険，

介護保険，国民年金，教育などの行政サービスを日本人とまったく同じように受けることができます．つまり，中長期在留者である外国人は，日本の国民健康保険に入ることができるため，無保険者にはならないのです．

しかし，短期滞在者や旅行者については，海外旅行保険に任意で加入して自由診療による保険会社への直接請求となる場合と，自由診療による自費での支払いになる場合が考えられます．特に，海外旅行保険に加入しておらず自費による自由診療となる場合は，支払い可能な金額内での治療や処方薬を話し合って決める必要があるでしょう．また，海外では医療費を病院の会計で直接支払わず，自宅に送られてきた請求書を確認してから支払うことが普通という国もあります．これは，請求金額がキャッシュで払えるほど少なくないことや，保険会社との話し合いも必要となることが理由です．これらの情報を知らないと，日本とは異なる支払い方法に気づかないまま，お互いの誤解から医療費不払いに発展しているケースがあるかもしれません．

このように，「在留外国人や旅行者が増加すると，無保険者が増え病院の不払いが増える」というステレオタイプな考え方はどこかで払拭しなければなりません．それでも不払いがある場合は，異文化への配慮とは別の，社会的あるいは経済的理由が考えられます．その際は，看護だけで取り組むのではなく，専門家の力を借りて一緒に解決していきましょう．

看護職が経験する異文化体験とその対応

自分の国では普通だったことが，ほかの国に行くと通用しないことは皆さんもよく知っていると思います．その背景として，宗教や社会制度が大きく影響した価値観や文化の違いなどがあります．また，その地域独特の民間療法やアニミズム信仰などからも誤解が生まれることがあります．そこで，看護職が直面している具体的な事例を示すことで，日本と異なる文化などを知りその対処方法を考えていきます．

「コインで背中をこする習慣」は，カンボジアなどのアジア地域の人々が病気になったときに家族で行う民間療法です．このこすりかたが強く，身体に赤い痕跡が残るため，日本の医療従事者が子どもの身体を診たときに「幼児虐待だ」

と思い込むことがあります．看護職は，よく観察して規則的な赤い痕跡であれば，丁寧に理由を聞いてみましょう．世界には，私たちの知らない民間療法がたくさんあるということです．

「入院した患者と一緒に病室に泊まる」と要求してくる患者の家族に，日本の病院では家族は泊まれないと説明するのに苦労した看護職も多いと思います．これは家族がわがままなのではなく，開発途上国の病院では，家族が病室で寝泊りして24時間のケア，具体的には家族が清拭や排泄介助，食事，移動・移送などもすべて行っているからなのです．ですから，もしも自分が病室に泊まらなければ，病院では何もしてもらえないと心配して泊まることを必死に要求するのです．このような外国での状況を知っていれば，日本の病院では24時間体制で看護師がケアをするので大丈夫であること，食事も病院でつくったものが提供されることを伝えるだけで，看護の違いに気づきお互いに納得できるのです．

「病院のお見舞いに家族や親戚，友人が押し寄せて帰らない」ことで，同室者が困るということがあります．病室では大声で話してしまったりすることもあるようですが，入院して1人でかわいそうだという気持ちから，励ましたいと思ってお見舞いに来ているのです．家族が離れ離れになることは辛いことですし，心から心配しているのです．このような場合は，面会時間を守ることや同室者への配慮について入院中のルールを遠慮せずにしっかり伝えましょう．その後に，面会場所として適した場所をお互いに考えるとよいと思います．

「香水の匂いがきつい」「朝から漬物の匂いがきつい」など香りや匂いに関する苦情が同室者から出ることがあります．ほぼ毎日入浴する習慣をもつ日本人には理解しがたいかもしれませんが，1週間に1回程度しか身体を清潔にしない習慣の地域もあります．水が豊富にない地域，乾燥地帯など気候的な条件も関係しています．そして，体臭が強いために他者への配慮から，香水を使用する習慣ができたところもあるのです．香水はおしゃれではなく，普段から使っているので病院でも使用しているだけなのです．ですから看護職は，香水の使

2. 異文化への理解——基本的人権の尊重のために

用については入院中のルールとしてきちんと説明し，使用をやめてもらいましょう．また，食品の匂いが苦手な同室者がいるときは，これもまずは説明が必要でしょう．もしも入院期間が短ければ，少しの期間は食べることを控えてもらうか，デイルームなどの公共の場で食事をすることも提案できると思います．看護職は，日本人でも同様ですが，「同室者が苦情を言っているからやめてください」という言いかたでの説明にならないように気をつけましょう．

「私はハラル認証を受けた食材（ハラルフード）しか食べられません」と言われたときに，「ハラルって何？」という状態では知識不足です．イスラム教で禁止されている豚肉，酒類が含まれていない食事というだけではありませんし，食べ物の好き，嫌いと一緒にしてもいけません．また禁止されていない魚類やほかの肉類でも，イスラムの教えに則った方式で加工されていなければハラルとは言えないのです．また，ハラル認証には医薬品や化粧品なども含まれています．近年，日本の企業もハラル認証を取得した食品を販売し，専門のレストランも開店されるようになりました．そして，トレーサビリティの点からも信頼性が高いと，ベジタリアンやアレルギー疾患の人々にも利用が拡大しています．製品に認証マークやシールがあることがその証ですが，認定機関は世界中に存在しており，地域ごとに認証の内容は異なるようです．

ここまでの説明で，病院の栄養部で特別に1人分のハラルフードをつくることは，あっさりと諦めたほうがよいことがわかります．それよりも，普段食べている食事を家族に持ってきてもらう，あるいは専門のレストランに配達を依頼することで，本人も家族も安心できるはずです．しかし，将来的には，病院の普通食のなかにハラルフード，ベジタリアンフード，エスニックフードなどのメニューが増えることは歓迎したいと思います．私がタイのバンコクで入院した1980年代には，すでにこのような病院食は準備されており，私は美味しい日本食を選ぶことができました．もちろん，医療ツーリズムを前提とした私立病院でのことですが．

「子どもの頭をなでたらそのお母さんが怒ってしまった」という経験をした看護師がいました．アジアの国々では，人の頭には神様が宿っており，むやみ

に頭の神様を触ってはいけないのです．日本では，かわいいねといった意味で子どもの頭をなでる習慣がありますが，これは通用しません．もしうっかり頭をなでてしまったら，すぐに子どもとお母さんに日本の習慣について説明して誤解を解きましょう．また，患者の身体に安易に触れないようにすることも重要です．タッチングや手を握ることが看護ケアで実践されますが，文化によっては，理由もなく触られることを嫌がる場合があったり，性別の異なる相手に触れる行為は，非常に繊細な問題を起こしかねません．十分に相手に説明し，許可を取ってから触れるなどの配慮をしましょう．反対に，日本人はハグなどのように挨拶で抱きつくとか，頬に軽くキスをするなどの行為が苦手だったりしますので，病院のなかでは控えてほしいと説明してもよいでしょう．大切なのは，誤解したままにするのではなく，きちんとお互いの習慣を話して理解し合うことなのです．

「お祈りの場所を提供してほしい」と患者に要求されたときには，場所がないですからと断らずに，小さくてもよいので，お祈りの時間だけ1人になれる静かな場所を提供しましょう．「入院中だからお祈りはやめましょう」，という理由は成り立たないのです．病院のなかに，そのような部屋ができるとよいのですが，無理な場合は空いている時間の会議室などを使用してもらいましょう．宗教的なことは，わがままを言っているのではなく，その人にとって絶対に守らなくてはならないことだと，私たちが理解を深め歩み寄りましょう．

「患者さんの腕や胸に刺青があるから，なんとなく怖い」と思った人はいませんか．世界には宗教的な意味や儀式により，刺青を入れる国や地域があり，よく見ると仏教の経典に書かれた内容を刺青していることもあるのです．ファッションでの刺青もありますが，風習で行っている国や地域も多くあります．刺青をしている人も同室者や看護職に怖がられることで，日本人は冷たいという印象をもってしまうこともあるようです．怖がる前に，「この刺青にはどのような意味があるのですか」などと聞いてみて，宗教的な話をしてきたら風習であることがわかると思います．

2. 異文化への理解——基本的人権の尊重のために

　宗教への配慮の重要性だけではなく，そのほかに，国王や国家元首などにも敬意をはらう必要があります．国王や王族の悪口を公然と言えば，不敬罪に問われる国があることはご存知でしょうか．海外旅行中には注意しているかもしれませんが，日本でも外国人患者に対して，国王や国家元首を批判したり，軽い冗談を言ったりすることはやめましょう．不敬罪に問われることはなくても，言語の不自由さもあいまって誤解が生じるかもしれません．

 ## すべての人に通用する医療を目指して

　日本の医療は，ほかの国々と比較してどのような水準なのでしょうか．病院の世界水準の指標として，米国にある国際医療機関認証（Joint Commission International : JCI）を取得する病院が世界では増加しています．日本では，2009年に亀田総合病院が日本ではいち早く取得しています．その後は，NTT東日本関東病院，聖路加国際病院などが相次いで認証を受けています．このような国際医療機関認証を，今後，多くの日本の病院が取得する可能性があると思いますが，この認証は1回受けて終わりではなく，繰り返し審査を受け続ける必要があるのです．

　日本国内においては，日本医療教育財団が外国人患者受入れ医療機関認証制度（Japan Medical Service Accreditation for International Patients : JMIP, ジェイミップ）を始めました．2013年には，湘南鎌倉総合病院，米盛病院，りんくう総合医療センターの3病院が初めて認証を受け，その後も増加しています．このような病院では，英語やほかの言語での院内掲示板の表記や，専門の外国人対応センターに専門家が設置され，医療通訳についても配慮されています．日本に旅行に訪れた外国人や，日本で生活して間もない時期には，JMIPで認証されている病院を受診すると安心かもしれません．

　日本における医療ツーリズムは，2011年1月から医療ビザの発給により緩和されてきました．日本では考えられませんが，医療ツーリズムの盛んなシンガポール，タイ，インド，マレーシアなどアジアの国々では，病院が株式会社として国際展開し株式上場も果たしているのです．このような病院では，開発途上国や中東の富裕層，ヨーロッパ諸国や米国などの先進国の人々で，自国での治療の順番待ちが長すぎて，治療を早く受けたいと考えている患者などを主な

顧客としています．たとえば英国の国民保健サービス（National Health Service：NHS）では，公的医療機関は無料であることが知られていますが，医療の質や治療を受けるまでの待ち時間の長さなどが問題になっており，国外での治療の需要があるのです．そこで，医療ツーリズムを視野に入れた病院では，米国のJCI認証を受けることにより保険会社からの信頼を得て，国際水準をクリアしている国際的な病院として自国の観光産業とも連携し，世界中の顧客を集めているようです．

しかし，これらアジアの国々の一般の人々が利用している公的病院の医療や人材の質は高いとは言えず，医療ツーリズムは主に富裕層を対象とした経済発展優位の医療や看護の質向上であり，現地の人々との健康格差のグローバル化を進めているとの批判もあります．また，医療従事者の労働条件や給与の格差も大きいことから，質の高い医療従事者が，労働条件の良い病院に偏在することや国外へ移動することも懸念されています．

参考ウェブサイト
- JCI（国際医療機関認証） http://www.jointcommissioninternational.org/about/
- JMIP（日本医療教育財団）外国人患者受入れ医療機関認証制度 http://jmip.jme.or.jp/
- 一般社団法人ハラル・ジャパン協会 ハラル認証と食品や製品について http://www.halal.or.jp/
- 在留カード（26言語）法務省入国管理局 http://www.immi-moj.go.jp/newimmiact_1/

参考文献
- 小林米幸：臨床 外国人外来対応マニュアル，ぱーそん書房，2015．
  外国人診療の経験者が，実践的な事例から異文化への理解と人権の尊重をわかりやすく説明している看護職にとっては必読の書籍です．

COLUMN

「時間を守る」のはあたりまえではない？

　日本の電車は数分遅れただけでも，謝罪のアナウンスが流れます．数分すればまた次の電車が来るにもかかわらずです．新幹線も少しの遅れで，ニュースになったりします．しかし，時刻表もなければアナウンスもない場所は，世界には結構あるものです．

　その日私はある国で，朝からずっと長距離の列車を待っていましたが，やって来ません．駅のオフィスに行って尋ねても，「待っていろ」と言われるだけです．ほかの人たちも，ホームの日陰でのんびりお茶を飲みながら話をしています．待つというのは，忍耐力のいる仕事でした．私は，列車が時間どおりに来るはずという前提でいたので，来ないことに苛立ち不安になったのです．しかし現地のほとんどの人たちは，もしも来たら乗ろうと思い，列車は来るかもしれないし，来ないかもしれないという，私とはまったく異なった前提があったようです．なんと忍耐強い，いやいや，いい加減な，適当な，おおらかな，いったいどう考えればよいものか……．

　また，米国の語学校でのひとコマのことです．「今夜7時からパーティがあります．さて，あなたは何時にそのお宅に伺いますか？」と教師が聞きました．日本人は，ちょうど7時，あるいは5分遅れてと答えました．韓国人もほとんど同じでした．アメリカ人は，8時か9時頃と答えました．そしてスペイン人は，夜中かなあ……，と答えたのです．どうしてこんなに集合時間が異なるのでしょうか．そういえば，朝から雨が降ると仕事や学校を休む人が多かったなあ，とアジアでの日々を思い出しました．

3 日本の国際協力
——私たちは世界とつながっている

　日本のODA（政府開発援助）により行われている二国間や多国間への援助を知り，日本が世界の人々にどのような支援が可能なのか考えてみます．世界の健康課題が人々にどのような影響を及ぼし，私たち看護職はどのような役割を果たすことができるでしょうか．

【目標】
- 日本のODAについて理解できる
- 日本の看護職が参加できるJICAやJOCVについて説明できる

Key Words　ODA（政府開発援助），JICA（独立行政法人国際協力機構），JOCV（青年海外協力隊）

 日本のODA（政府開発援助）

　世界で活動する組織には，市民団体（Non-Governmental Organization：NGO）の存在がありますが，日本で設立されたNGOのなかには，都道府県への届出によりNPO活動法人として認可されている団体も多くあります．また，政府関係の団体は，GO（Governmental Organization）とも呼ばれます．

　ここでは，日本の政府開発援助（Official Development Assistance：ODA）の仕組みや，独立行政法人国際協力機構（Japan International Cooperation Agency：JICA）について理解していきます．日本におけるODAとは，「開発途上地域の開発を主たる目的とする政府及び政府関係機関による国際協力活動」のことであり，そのための公的資金をODAと呼びます．その目的は，「国際社会の平和と安全及び繁栄の確保により一層積極的に貢献することを目的に開発協力を推進している」と外務省では述べています．

　日本のODAは，支援国に対して直接支援を行う「二国間援助」と，国際機関を通じて行う「多国間援助」の2つに大きく分類することができます．さらに二国間援助には，有償資金協力（円借款等）と贈与（技術協力，無償資金協力）があります．ODAに使用される資金は，私たちの税金ですからしっかりとそ

の使途について理解する必要があるでしょう．

> **考えてみましょう**　「いくら払えるのか？」
>
> 多くの子どもたちとその家族が，薄暗い病院の外来に憔悴して座り込んでいます．明日の見えない生活のなかで，家族は借金をして交通費を捻出し，ようやく町にある病院までやってきます．町の病院には，来る日も来る日も重篤な状態になった子どもが訪れています．なかには海外のボランティアにより運営されている，治療費が無料の病院もありますが，一方では，看護職が「いくら払えるのか？」と無情にも家族に聞き，そのお金に応じた治療をするという病院もあるのです．
>
> + これらは開発途上国だからしかたのないことだと思いますか．
> + 本当に現状は変えられないのでしょうか．
> + では，もし変えられるのならば，どうすればよいのでしょうか．

健康が人間の基本的権利である

　近年の日本では，医療崩壊などと騒がれています．しかし，本当に日本の病院や医療はそれほどひどい状況なのでしょうか．社会状況の変化に適した医療政策の遅れが，このような形で表れていると思うのです．病院や診療所の数や配置は，どれだけで十分と言えるのか，そして，医師や看護職などの医療従事者は何人いれば十分なのかについて，私たちはあらためて考えなければなりません．つまり，世界中のどこであっても"健康が人間の基本的権利"であるといえる医療政策が実施されなければならないのです．開発途上国において病院や保健センターを設置する場合に，最低限必要な医療や保健の姿を見つけなければなりません．さらに，"高い水準の健康を獲得"することの意味は，決して高度医療を推進しそれに依存することと同義語ではないはずです．

　開発途上国の数少ない病院に，重症で手遅れになった子どもを連れて駆け込んでくる親を責めるよりも，なぜそのようなことが繰り返されるのかに目を向けましょう．そうすると，病院を建設し医療従事者を育成する医療政策だけで

はなく，1人ひとりが健康を守るための知識を得る教育も並行して実践されなければならないことがわかります．しかし，何十年先に結果が出るかわからないのが人材育成ですから，どうしても現在の重要な問題解決として，病院の増設が優先されてしまうのが現実かもしれません．それでも，看護職は今苦しんでいる人たちの声に耳を傾けるとともに，看護が果たすべき役割を見いだすことが重要だと思うのです．その具体的な方法として，日本国内の活動だけではなく現地へ赴任しての国際協力があります．

JICAとJOCV（青年海外協力隊）について

　国が実施している具体的な国際協力として，JICA（ジャイカ）の途上国への技術協力があります．JICAの正式名称は，独立行政法人国際協力機構であり，「開発途上地域等の経済及び社会の開発若しくは復興又は経済の安定に寄与することを通じて，国際協力の促進並びに我が国及び国際経済社会の健全な発展に資することを目的」としています．主な業務内容は，開発途上国への技術協力では，現地のプロジェクトで活動している研修員の受け入れや日本からの専門家派遣，機材供与，有償資金協力などがあります．そして，このJICAのなかに，JOCV（青年海外協力隊），シニア海外ボランティアなどの枠組みがあります．

　JOCVで外国に行くことにあこがれ，看護職の道を選んだ方がいるかもしれません．あるいは，友人や知人ですでに参加し，帰国している人が身近にいるかもしれません．このようなJOCVの活動は，日本の国際協力としてはとても身近なものです．JOCVの応募条件は，20～39歳の日本国籍を有することです．募集時期は，1年に2回，4月上旬～5月中旬，10月上旬～11月中旬で，派遣期間は原則2年間です．現在の仕事を辞職せずに現職参加する制度も整えられていますので，しっかりと調べましょう．さらに，40歳以上にもシニア海外ボランティアとして参加する機会があり，年齢制限は69歳までとなっています．

　そのほかに，在外健康管理員という，看護師のライセンスと3年以上の臨床経験を条件とした，現地で活動するJICA関係者の健康管理に従事する仕事もあります．これらの詳細や募集に関心のある方は，第3章をご覧ください．

　JICAでは国際協力に必要な資質として，専門力，総合的マネジメント力，調

査分析力，コミュニケーション力，援助関連の知識と経験，国・地域の知識と経験，これら6つの能力が必要だと考えています．看護職にとって，分野と課題に関する専門能力が重要であることは言うまでもないでしょう．看護の専門家としての知識を獲得していること，これは，大学や大学院を修了していることが条件というのではありません．看護の専門的知識があることは絶対条件だとしても，それ以上に，看護の現場における経験年数や，管理・運営能力，指導力などの経験が問われる可能性が高いのです．これは看護が，実践の科学であることも大きく影響しています．

国際機関や国際NGOとの連携

国際協力の現場では，多くの異なる分野との連携が重要です．国際保健学，文化人類学，医療人類学，公衆衛生学，熱帯感染症学，国際関係論，国際政治学，国際経済学，社会学，平和学などがすぐに思いつきます．ほかに，災害時であれば地質学や建築学，防災学なども考えられます．紛争後であれば，人道支援，難民政策，国際法，心理学なども重要になるでしょう．つまり，ありとあらゆる分野の人たちと協調するためには，世界で通用する教養を日本にいながらにして身につける必要があるのです．結局は，毎日の地道な積み重ねが未来の自分自身をつくるということです．

では，国際的な現場においては多様な分野の専門家たちを，いったい誰がどのようにしてまとめているのでしょうか．当然ながら，現地の国の官僚たちがトップで仕切っている場合が多いのですが，その人たちでさえお金を出してくれる提供者（ドナー）には逆らえないという状況があります．1つの都市や町などの単位で，活動するあらゆる組織が集まって，相互の活動内容と情報を交換し合う機会が必要となります．

たとえば，難民支援であれば，UNHCR（国連難民高等弁務官事務所）が中心となり，現地の政府や軍関係者，現地NGO，国際NGO，政府系ODAなどに声をかけ，定期的な会議で情報交換を行い，活動内容の重複や，配給資源の無駄や不足などを確認し合ったりします．そうすると，限りあるお互いの予算と資源を最大限に活用し支援できるのですが，実際には活動内容に沿って予算が決定されてから現地に来る場合が多く，各団体ではすでに決定した活動を押し通

すしかないという現実もあります．現地の状況やニーズに合わせて，プロジェクトや活動を実施するという理想の実現は非常に難しく，現地に派遣されたスタッフに大きな責任と決定権がなければできないことです．

　日本からの援助機関が現地で活動する場合には，決して日本人だけで活動しているのではなく，その国での活動のカウンターパート，現地スタッフやコーディネーターの存在があるからこそ，活動を継続できるのです．彼らからは，活動を円滑に進めるためのキーパーソンを紹介してもらったり，文化的な背景や，特別な行事・慣習などについても教えてもらうことができます．また，現地の専門家との協力関係を結んだり，村に入るための準備を整えてくれたりしますから，現地スタッフの能力しだいでプロジェクトが成功するかどうかがほぼ決まるといえます．

　このように日本の国際協力は，私たち1人ひとりの協力によって成り立っています．ですから，ODAが世界中のどこでどのように実施され，費用はどのくらいかかるのか，その費用対効果や住民や国への利害についても関心を寄せていくことが，私たちの役割だと思います．

✲考えてみましょう✲ 開発か，それともエコロジーか

　私はタイの首都バンコクで生活したことがあります．私が「タイで暮らしていた」と話すと，「ボランティア活動をしていたのですか？」と聞かれたりします．タイという国は，「ボランティアをされる側の国」というイメージが強くあるようです．しかし，私は多くの国際機関や国際NGOがタイで活動していることすら知りませんでした．逆に考えてみると，バンコクという都会に暮らしていると，外国からのボランティアが必要な地域があるという発想すら，もちがたいということがわかります．

　タイはインドシナ半島の自然に恵まれ，餓えを知らない地域ゆえに，急激で深刻な変化は考えにくく，あえて外国からの指導者がいなくても，タイの現地NGOへの支援や資金援助が適切であれば，彼ら自身で十分に運営が可能だと考えていました．もちろん，国内の政治情勢が落ち着いていれば，という大前提はありますが．

3. 日本の国際協力──私たちは世界とつながっている

　そんなおりに,「タイ北部の山岳地にある小さな集落を訪問するから,一緒に行きませんか」とのお誘いを, タイで長くボランティア活動をしている日本人の方から受けました. 私の役割は, 通訳兼カメラマンといったところで, 山奥深く, 人里離れた場所への好奇心でいっぱいの私はすぐに「了解」と返事をしました.

　しかし, 少数民族が暮らすその谷間にたどり着くためには, 想像を超える時間と体力が必要でした. 私たちを荷台に乗せたトラックは, 雨期には川となってしまうデコボコ道を走ります. もともと道ではないのですが, 雨期の川は, 乾期になると深い溝ができた土埃を巻き上げる道となり, 車体は左右に容赦なく40°近くも傾きます. 私たちは荷台から振り落とされないようにと, ぎゅっと車にしがみつきガチガチに固まっていました. それでも, こんな辺鄙な場所と思われるところに, その地区の保健センター担当者であるタイ人は, 乾期の数か月の間に一度は巡回を行っているのです.

　谷間に開けた黄金色に輝く田んぼが見えてくると, どす黒い巨大な水牛たちが道の両脇を塞ぎます. そして民家に近づくと, コロコロ走る小型の黒い豚が出迎えてくれます. 豚は人間の排泄物をきれいに片づけてくれます. 木立の向こうでは, 小川で洗濯する女性や水浴びをする人たちがふり向きます. 家は, 竹や木で編んだ高床式で, 黒い衣装に色とりどりの刺繍の入った民族衣装を着た女性たちが集まってきました.

　ここでは民族独自の言語があるため, タイ語は子どもたち以外にはまったく通じません. 僻地教育とでもいうのでしょうか, タイ北部の町から派遣されたタイ人の教師が1人滞在しており, 小屋で小学校教育を行っています. 小屋の前には立派な看板も立っていますし, 埃まみれですが子どもたちは制服も着ています. このときは, ここの子どもたちへ, 制服や文具を現地で直接贈呈するために, 日本から2名の代表がはるばるやって来たのでした.

　子どもたちが行儀よく並んで贈り物を受け取っているところをしっかり写真に収めます. 現地で贈呈している証拠を, きちんと残すことは非常に重要です. 品物が現金化され, 誰かの懐に入ってしまうのを防ぐためです.

　やがてすべての行事が終了し, 笑顔と歓声に見送られて, 次の集落へと向かいます. その, 移動するトラックの荷台で交わされた日本人女性2人の会話が, い

つまでも忘れられません．
「今回はシャンプーも寄付したのよね」
「ええ，リクエストがあったからよ」
「上流の川が石鹸で汚れると，中流，下流に暮らす人が困ると思わない？」
「下流のバンコクなんて，間違いなく工場の排水とかでもっと汚れているわよ」
「環境を破壊するとわかっていて，彼らの生活のなかにシャンプーなんて持ち込んで本当にいいのかしら」
「私たちだけが，環境を破壊して今の発展を享受して，彼らはほうっておくということ？」

　この後，激しい風だけが車の荷台に乗っている私たちの顔を打っていきました．重い沈黙と，答えの見つからない迷路に入り込んだような気持ちを抱えて，次の場所でもみんなは笑顔で贈呈を行います．その横で，私はと言えば，証拠写真をやはりせっせと撮り続けていたのです．

+ あなたがこの場面で選ぶとしたら，シャンプーでしょうか，それともエコロジーでしょうか．あるいは，ほかの選択がありますか．その理由についても考えてみてください．

住民とともに行う調査と研究方法

　国際協力の特徴的な研究方法として，フィールドワーク，ケーススタディなどの研究方法があります．また，1970年代後半〜1980年代にかけて世界の大学を中心に簡易社会調査（Rapid Rural Appraisal：RRA）が発展したことはご存知でしょうか．それまでは，外からやってきた研究者が必要とする情報を，現地の住民から抽出しようとする手法に重点がおかれていました．しかし，1980年代後半からは，参加による学習と行動（Participatory Learning and Action：PLA）という調査方法が発展していきました．これまでに見過ごされてきた住民自身の潜在能力を重視し，エンパワメントを目的とした調査や活動が行われるようになったのです．そして，研究者や調査する側の人々は，ファシリテー

ターの役割にとどまるようになったのです．

　ようやく1990年代になり，このような住民参加や住民主体という考えかたが発展し，国際協力の分野では「住民参加」へという大きな変化が起こったのです．つまり，厚かましいだけだった研究者たちが，一歩下がって住民の力を貸してもらい，調査そのものが住民のエンパワメントにも役立ち，どちらも得をするという信頼関係を築くことが提唱されたのです．現在では，ごくあたりまえのこととして周知されていますが，このような転換はそれまでの歴史からみると大きな出来事だったはずです．しかし，まだまだ大学の研究者と現地の住民の間には，大きな隔たりがあることは否めません．

参考ウェブサイト
- JICA　http://www.jica.go.jp/
- JOCV（青年海外協力隊）　https://www.jica.go.jp/volunteer/application/seinen/
  活動内容，募集要項などが掲載．将来，海外で活動したいと考えている方には有意義な情報となるでしょう．
- 国際機関人事センター（外務省）　http://www.mofa-irc.go.jp/
  国際機関職員に応募する方法や人材登録，インターンシップの情報があります．
- ODA（外務省）　http://www.mofa.go.jp/mofaj/gaiko/oda/

参考文献
- 近藤麻理：タイは国際的な援助を必要としている国なのか――タイの保健医療事情．治療　86（1）：145-151，2004．

COLUMN

フィールド調査は過酷なのです

　現実にフィールド調査に行くというのは本当に大変なことです．辺鄙な場所へ調査に行った場合の話をしましょう．乾季には乾ききった土の上を炎天下でカラカラになりながら歩き，雨季には川に飲み込まれた道なき道を流されないようにヨロヨロと進みます．ですから，私たちがそこにたどりついただけでも現地の人々は「よく来た！」と歓迎してくれ心を開いてくれるのです．こちらは歩き疲れてヘトヘトで，しかも埃まみれか，ずぶ濡れというありさまです．しかし，その後は村長さんの家での地酒（自宅でつくる）と，郷土料理を囲んでの宴会に参加し

なければなりません．女性も酒豪ぞろいだと延々と付き合わされるのですが，そうしない限り村には入れてもらえないし調査もさせてもらえません．現地調査の前には，訪問先によって色々な風習や儀式があることを知っておいたほうがよいでしょう．最後に一言つけ加えると，山奥の村に入ると近代的なトイレはありませんから，たいていは美しい川のほうを指さされて，あそこでしろ，と言われます．やっぱりなあ．

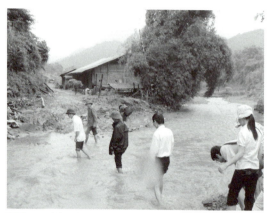

写真1　村を訪問するため「道なき道」を歩く

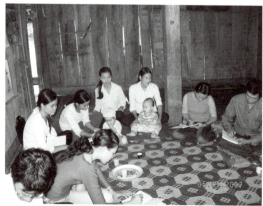

写真2　北部ベトナムの少数民族の家にて
　　　　母子保健調査

4 「人間の安全保障」と国際機関
——MDGs から SDGs へ

「人間の安全保障」は，国家と国際機関と市民の協働が重要であると考えられています．国際連合の歴史を通してグローバル社会の国際協力の仕組みを理解し，国際機関が人々の生活にどのような影響をもたらしているかを考えてみましょう．

【目標】
- 国際連合の設立経緯や目的，国際機関について説明できる
- 「人間の安全保障」について説明できる
- MDGs と SDGs について知り，その役割を理解できる

Key Words　国際連合（UN），人間の安全保障，アマルティア・セン，MDGs，SDGs

国際連合（UN）の設立経緯

私たちが生活している日常は，日本国内だけで何かが変化したり政策がつくられたりしているわけではありません．ここでは，国際連合と世界の国々が果たすべき役割に気づくことを中心に進めていきます．

国連（UN）と略して使用することが多いのですが，正式名称は United Nations であり，日本語では国際連合です．創設の背景には，第二次世界大戦の終結があり，1945 年に米国，英国，フランス，中国，ソ連（現在はロシア）の 5 か国により起草された国際連合憲章の発効とともに設立されました．第二次世界大戦後の世界情勢を憂慮した国連の理念は，世界平和や世界秩序の維持を主な目的としています．

国連の組織と専門機関

ではここからは，国連システム（図3）を確認していきましょう．国連には，6 つの主要な組織があります．総会，安全保障理事会，経済社会理事会（ECOSOC），国際司法裁判所，事務局，信託統治理事会です．そのなかでも世

第1章 日本から世界に目を開く──国際的視野を広げる

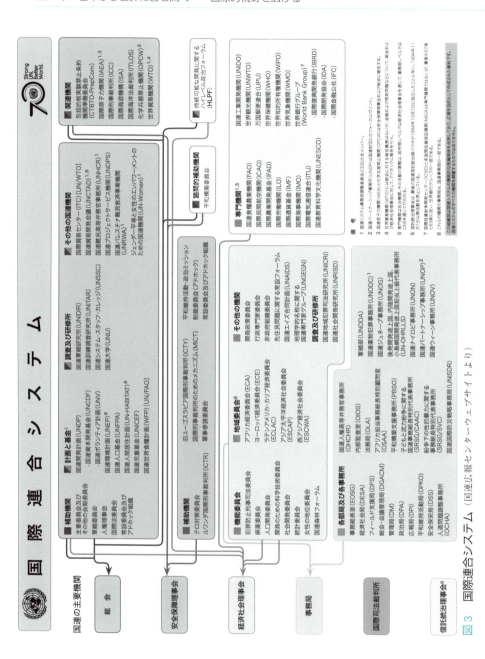

図3 国際連合システム（国連広報センターウェブサイトより）

界の平和と安全に主要な責任をもっているのが安全保障理事会です．安全保障理事会は，常任理事国である米国，英国，フランス，中国，ロシアの5か国と，非常任理事国である10か国（任期2年）の15か国で構成されています．私たちがほぼ毎日ニュースで耳にするのは安全保障理事会ですから，世界の平和に関する問題は，毎日のように報道されていることがわかります．

設立当初の1945年の国連加盟国数は51か国，その後，1965年には118か国，2007年には192か国へと増加しています．日本は，設立時には参加していませんが，1956年12月になってようやく加盟しました．

国連の専門機関には，皆さんもよく知っている，国際労働機関（ILO），国連食糧農業機関（FAO），国連教育科学文化機関（UNESCO），世界保健機関（WHO）などがあります．これらの専門機関は自治機関であるため，政府間レベルでは経済社会理事会を通して活動しています．また，総会により設立された国連の下部機関としては，国連開発計画（UNDP），国連環境計画（UNEP），国連人口基金（UNFPA），国連難民高等弁務官事務所（UNHCR），国連大学（UNU），国連児童基金（UNICEF），ジェンダー平等と女性のエンパワーメントのための国連機関（UN-Women），国連世界食糧計画（WFP）があります．その他の国際機関では，国際原子力機関（IAEA），世界貿易機関（WTO）などが，私たちの身近でよくニュースに登場しています．

特に看護や保健と関係の深い，世界保健機関（World Health Organization：WHO）は，国連のなかで保健分野を統括する機関として1948年に設立され，本部をジュネーブに置き，世界を6つの地域に分けた地域機関から構成されています．WHOの目的は「すべての人々が可能な最高の健康水準に到達することにある」（WHO憲章：第1章，第1条）と述べられています．そして，人間の健康を基本的人権の1つであるととらえたうえで，「健康」とは，「完全な肉体的，精神的及び社会的福祉の状態であり，単に疾病又は病弱の存在しないことではない」（WHO憲章：前文）と定義しています．WHOの活動や役割には，国際保健分野でのリーダーシップ，エビデンスに基づく政策課題の提唱，保健に関する技術移転，モニタリングと評価などがあります．

第1章　日本から世界に目を開く――国際的視野を広げる

✳︎ 考えてみましょう ✳︎ 国連の予算配分

　国連の予算は，国連加盟国による分担金によって，通常経費がまかなわれています．日本の分担率は，米国の22％（約5億ドル）に次いで第2位なのですが（図4），自分たちの税金が国連で使われているという意識は，日本で普通に暮らしていると希薄だと言わざるを得ません．最近では，日本政府も国際機関への就職（国際公務員あるいは短期の専門家として）を紹介するウェブサイトを外務省で立ち上げ，積極的に人材育成や採用を推進しています．

+ 皆さんは図4を見て，日本の国連への分担金は多いと思いますか？
+ その理由は，どのようなものですか？
+ まずは自分で考えて，それから友人とも話し合ってみましょう．

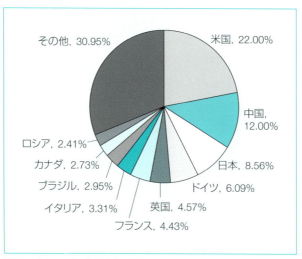

図4　国連分担金の多い国々
（2021年外務省資料より筆者作成）

人間の安全保障

　国連開発計画（UNDP）の1994年版人間開発報告書で，アマルティア・セン

32

の「人間の安全保障」という概念が述べられました．簡略して説明すると，今までは国家が国家を守る，という軍事に偏っていた安全保障の概念が，国家と国際機関と市民が力を合わせて，人々の安寧な生活を守る，という考えかたへと大転換を遂げたのです．さらに2001年には，人間の安全保障委員会が，緒方貞子と前述のセンによって設立されました．そこでセンは，「『人間の安全保障』とは，人間の生命をむしばむ危険や不安を軽減し，可能な場合には取り除くことである．このことは，『国家の安全保障』の概念が，国家の一体性と健全性の防護に主な焦点をあて，その領域内に暮らす人間の安全には間接的なつながりしかもたないこととは，対照的である」（緒方貞子，アマルティア・セン：安全保障の今日的課題，p31，朝日新聞社，2004）と述べています．そして，健康であることは人間の尊厳と「人間の安全保障」を実現する手段であることが報告されているのです．つまり，人々の健康を守ることは，人間の安全保障の実現のために不可欠な要素であると考えられているのです．

ですから私たち看護職は，人々の健康を守るという使命のもと，日本でも世界でもこの「人間の安全保障」に貢献していることになります．このような事実に目を向けると，看護職の専門性や重要性を，「人間の安全保障」の概念を通して日本社会や世界に伝えることができるかもしれません．

ミレニアム開発目標（MDGs）

MDGsは，2000年に開かれた国連ミレニアム・サミットで，8つの目標と21のターゲットを2015年までに目標達成するため，当時189の国連加盟国により採択された目標です．詳細は表1を参照していただければわかるのですが，貧困と健康，子どもと妊産婦，教育とジェンダー，感染症，環境問題など，人々の健康と命にかかわる問題がほとんどでした．

持続可能な開発目標（SDGs）

ミレニアム開発目標（MDGs）の達成年である2015年9月には，「国連持続可能な開発サミット」がニューヨーク国連本部で開催され，「我々の世界を変革する：持続可能な開発のための2030アジェンダ」が採択されました．それは，あらゆる貧困に決定的な終止符を打ち，誰も置き去りにしないための行動計画

表1　ミレニアム開発目標（Millennium Development Goals：MDGs）

189の全国連加盟国（2000年当時）は，2000〜2015年までに，以下の目標を世界で達成することを誓約した．MDGsには以下のような8の目標と，21のターゲットがあるが，これらの項目は看護にはまったく関係ないことだろうか，それとも深くかかわっているだろうか．

目標1：極度の貧困と飢餓の撲滅
- 1.A　1日1ドル未満で生活する人々の割合を半減させる．
- 1.B　女性や若者を含め，完全かつ生産的な雇用とすべての人々の生きがいのある人間らしい仕事を達成する．
- 1.C　飢餓に苦しむ人々の割合を半減させる．

目標2：普遍的な初等教育の達成
- 2.A　すべての子どもたちが，男女の区別なく，初等教育の全課程を修了できるようにする．

目標3：ジェンダーの平等の推進と女性の地位向上
- 3.A　できれば2005年までに，初等・中等教育において，2015年までにすべての教育レベルで，男女格差を解消する．

目標4：幼児死亡率の引き下げ
- 4.A　5歳未満の幼児死亡率を3分の2引き下げる．

目標5：妊産婦の健康状態の改善
- 5.A　妊産婦の死亡率を4分の3引き下げる．
- 5.B　リプロダクティブ・ヘルスの完全普及．

目標6：HIV/エイズ，マラリア，その他の疾病の蔓延防止
- 6.A　HIV/エイズの蔓延を阻止し，その後減少させる．
- 6.B　必要とするすべての人々は誰もがHIV/エイズの治療を受けられるようにする．
- 6.C　マラリアその他の主要な疾病の発生を阻止し，その後発生率を下げる．

目標7：環境の持続可能性の確保
- 7.A　持続可能な開発の原則を，各国の政策やプログラムに反映させ，環境資源の喪失を阻止し，回復を図る．
- 7.B　生物多様性の損失を抑え，2010年までに損失率の大幅な引き下げを達成する．
- 7.C　安全な飲料水を持続可能な形で利用できない人々の割合を半減させる．
- 7.D　2020年までに，最低1億人のスラム居住者の生活を大幅に改善する．

目標8：開発のためのグローバル・パートナーシップの構築
- 8.A　開放的でルールに基づいた，予測可能でかつ差別のない貿易および金融システムの更なる構築を推進する．
- 8.B　後発開発途上国（LDC）の特別なニーズに取り組む．
- 8.C　内陸国および小島嶼開発途上国の特別なニーズに取り組む．
- 8.D　開発途上国の債務に包括的に取り組む．
- 8.E　製薬会社との協力により，開発途上国で必須医薬品を安価に提供する．
- 8.F　民間セクターとの協力により，情報通信技術をはじめとする先端技術の恩恵を広める．

（国連広報センターウェブサイトを参考に筆者作成）

表2　持続可能な開発目標（Sustainable Development Goals：SDGs）

2015年9月の国連サミットで採択された2030アジェンダでは，2016年1月〜2030年12月の達成目標17と169のターゲットがあげられた．

項目	目標内容
目標1	あらゆる場所のあらゆる形態の貧困に終止符を打つ．
目標2	飢餓に終止符を打ち，食糧の安定確保と栄養状態の改善を達成するとともに，持続可能な農業を推進する．
目標3	あらゆる年齢のすべての人々の健康的な生活を確保し，福祉を推進する．
目標4	すべての人々に包摂的かつ公平で質の高い教育を提供し，生涯学習の機会を促進する．
目標5	ジェンダーの平等を達成し，すべての女性と女児のエンパワーメントを図る．
目標6	すべての人々に水と衛生へのアクセスと持続可能な管理を確保する．
目標7	すべての人々に安価で信頼でき，持続可能な近代的エネルギーへのアクセスを確保する．
目標8	すべての人々のための持続的，包摂的かつ持続可能な経済成長，生産的な完全雇用およびディーセント・ワーク（働きがいのある人間らしい仕事）を推進する．
目標9	レジリエント（強靱）なインフラを整備し，包摂的で持続可能な産業化を推進するとともに，イノベーションの拡大を図る．
目標10	国内および国家間の不平等を是正する．
目標11	都市と人間の居住地を包摂的，安全，レジリエント（強靱）かつ持続可能にする．
目標12	持続可能な消費と生産のパターンを確保する．
目標13	気候変動とその影響に立ち向かうため，緊急対策を取る．
目標14	海洋と海洋資源を持続可能な開発に向けて保全し，持続可能な形で利用する．
目標15	陸上生態系の保護，回復および持続可能な利用の推進，森林の持続可能な管理，砂漠化への対処，土地劣化の阻止および回復，ならびに生物多様性損失の阻止を図る．
目標16	持続可能な開発に向けて平和で包摂的な社会を推進し，すべての人々に司法へのアクセスを提供するとともに，あらゆるレベルにおいて効果的で責任ある包摂的な制度を構築する．
目標17	持続可能な開発に向けて実施手段を強化し，グローバル・パートナーシップを活性化する．

（国連広報センターウェブサイトを参考に筆者作成）

であるといえます.また,持続可能な開発目標(Sustainable Development Goals:SDGs)(表2)には,17の目標と169のターゲットが取り上げられています.これらは,2016年1月1日から2030年12月31日までの達成目標とされています.2030年に向けて"No one will be left behind(誰1人とり残さない)"という考えのもと,特に保健医療分野においては,SDGsの目標項目3.8にあるユニバーサル・ヘルス・カバレッジ(Universal Health Coverage:UHC)が,すべての人に安全で質の高い保健医療福祉を提供するために重要であると言われています.

参考ウェブサイト
- 国際連合広報センター　http://www.unic.or.jp/
  MDGs,SDGs(2030アジェンダ)についても詳細が掲載されています.
- WHO憲章　http://www.mofa.go.jp/mofaj/files/000026609.pdf

参考文献
- 長 有紀枝:入門 人間の安全保障,中公新書,2012.
- 緒方貞子,アマルティア・セン:安全保障の今日的課題,朝日新聞社,2004.
- ロバート・チェンバース(野田直人,白鳥清志訳):参加型開発と国際協力,明石書店,2000.
- ディヴィッド・ワーナー,他(池住義憲,若井晋訳):いのち・開発・NGO,新評論,1998.
- アマルティア・セン(大石りら訳):貧困の克服,集英社新書,2002.
- 橘木俊昭:格差社会—何が問題なのか,岩波新書,2008.

4. 「人間の安全保障」と国際機関——MDGs から SDGs へ

緒方さんに憧れて

　コソボ自治州（現在のコソボ共和国）にあった UNHCR（国連難民高等弁務官事務所）の事務所の階段を 2 階に登ったところに，ある日本人女性が写っているポスターが貼られていました．そして，世界中から集まっている国際機関や，国際 NGO のリーダーたちは，口をそろえて「彼女はとてもすばらしい！　本気で難民問題に取り組んでいる」と話してくれました．それはまるで，彼女と同じ日本から来ているのだから，誇りをもって仕事をしてよいのだと，励ましてくれているようでした．彼女の名前は，緒方貞子さん．

　国際機関などで仕事をする日本人は，ほかの国々に比べると圧倒的に少ないのです．しかし，外国にいると「緒方さんに憧れて，この世界に入りました」と言う 20 代後半〜30 代の日本人女性に多く出会います．ロールモデルとなる，あるいは憧れるような人物が存在することは，その活動がより活力を維持し，継続するために必要であると思いました．ですから，世界に広く目を向けた看護職がごく身近に数多く存在していれば，きっと若い世代へのよい刺激になるはずだと思うのです．

　実は緒方さんは，看護にも決して無関係ではありません．2001 年 6 月にデンマーク・コペンハーゲンで開催された国際看護師協会（International Council of Nurses：ICN）大会において，「ICN 保健人権大賞」を受賞されました．そのときのメッセージビデオのなかで，「世界の看護に期待することは，難民を助ける現地の看護職を支援してくださることである．現地の看護職が力をつけるような支援が望ましい」と話されていました．

　学者でもあり，また，世界の現場を歩くことを大切にしてきた方だからこそ，このような現地の看護職を大切にした言葉が出てくるのだと思いました．外国から支援のために訪れた看護職が，現地で努力している看護職を押しのけて直接手を出すことに，かねてから疑問をもっていた私は，この言葉を聞いてすっきりした気持ちになりました．

5 プライマリヘルスケア
——自分の命と健康を自分で守ること

　住民1人ひとりが自分の命を自分で守るために，プライマリヘルスケアの理念をもとに，看護の役割について考えていきたいと思います．

【目標】
- アルマ・アタ宣言について説明できる
- プライマリヘルスケア（PHC）と4原則について理解できる
- 具体的な基本的保健サービスについて理解できる

Key Words　アルマ・アタ宣言，プライマリヘルスケア（PHC），PHCの4原則

 プライマリヘルスケア（PHC）

　旧ソ連のアルマ・アタ（現在のカザフスタン共和国アルマティ）において1978年9月，WHOとUNICEFの共同開催による，第1回「プライマリヘルスケアに関する国際会議」が開催されました．このアルマ・アタ宣言が，プライマリヘルスケアの基本となるものとして採択され，「健康が人間の基本的な権利」であり，「高い水準の健康が獲得できるよう全力をかたむける」ことが重視されています．

　プライマリヘルスケアとは，「住民に受け入れられる方法により，住民の十分な参加によって，地域社会や国が予算化できる枠内で，地域社会のすべての人々がその恩恵を受けることのできる保健サービスを供給することである」といわれています．そして，プライマリヘルスケアの4原則には「住民参加」「地域資源の有効活用」「適正技術」「各分野の協調と統合」があり，その後さらに「ニーズ指向性」「持続可能性」などが加えられています．

　なるほどプライマリヘルスケアは，今から振り返ると特に目新しくなく，あたりまえのことを主張しているだけのようにも見えます．しかし現在，これらが世界のどこででも可能となっているでしょうか．プライマリヘルスケアの基

表3　基本的保健サービス活動の8項目

1．健康教育
2．栄養改善
3．安全な水の供給と基本的な環境衛生
4．家族計画を含む母子保健
5．予防接種
6．地方特有の疾病の予防と対策
7．一般的な病気や外傷への適切な治療
8．必須医薬品の供給

本的保健サービス活動は8項目（表3）ありますが，どれ1つとっても世界中で十分に達成された項目などないのです．それは，2000年のミレニアム開発目標（MDGs）において，プライマリヘルスケアがもう一度見直され，その多くの内容が2015年までの達成目標として掲げられていることからもわかります．

生きるための授業

　小学校の教育科目は，世界中で同じではありません．そして，子どもたちの教育年限もさまざまなのです．小学校までの教育しか受けられない地域では，基本的な読み書きや算数ができるようになることで精一杯です．しかしそれだけで，社会のなかで生きるための知識を身につけ，よい仕事を見つけ，幸せな結婚と子育てをすることは可能でしょうか．

　小学校の基礎科目以外に，命を自分自身で守るために体育や保健の授業を取り入れようとしている国々があります．そこでは健康を守るための知識と運動の実践によって，子どもたちが未来に生き残れることを目指しています．保健科の授業が普及すると，子どもが学校で得た知識は，家族や地域の大人たちに広がるかもしれません．そして，子どもが大人になると，次の世代の子どもたちを育てる力となり，次の世代へと受け継がれるのです．つまり，自らの知識と実践で健康を守りながら生き残れる子どもが育つということです．現在は過酷な現状から生き残るための保健という科目は，将来はきっと，より健康に生きるための科目に替わっていくことでしょう．

さて，小学生たちが身体や保健に関する知識を得ることで，その成果はいつ頃表れてくるでしょうか．教育を受けた子どもたちが大人になり結婚して，次の世代の子どもたちを育てるときに，少し見えてくるのではないかと思っています．たとえ20年，30年かかったとしても，それでも今始めなければ，もっと先延ばしになってしまいます．「食べ物がないと言われたときに，魚をたくさんあげるのか，それとも釣りざおをあげるのか，あるいは現地の材料を利用して釣り道具の作りかたを教えてあげるのか」――教育とは，一番時間がかかるけれども，最も長く継続する支援なのではないでしょうか．釣り道具の作りかたを学んだ人たちが，さらに多くの人たちに広げていくことこそが重要なのです．ですから，私たち支援者は，「私がいないとダメなのよ．専門家として現地に行かなければ」などという考えかたを，どこかできっぱりと卒業するべきだと思うのです．

✻考えてみましょう✻ ラクの物語

　"ラクの物語"（デイヴィット・ワーナー：いのち・開発・NGO, pp61-65, 新評論，1999年より一部抜粋）を読んでみてください．その後で，いくつかの質問をしますので，1人であるいは友人たちと話し合ってください．しかし，正しい1つだけの答えを出そうとは，くれぐれも思わないように．

　ラクは，母乳で赤ん坊を育てようとしていたし，村の女たちもそうしていた．しかし，貧しいラクは，朝から晩まで畑で働かなければならず，母乳を与えることはできず，すぐに母乳も出なくなってしまった．赤ん坊は，ラクが働いている間，5歳の娘が面倒を見ていたが，アワのおかゆを与えるだけなので，下痢を繰り返し栄養状態が悪くなった．

　そこでラクは，赤ん坊を伝統治療師のところに連れて行った．その後，赤ん坊に重湯と薬草茶を与えたので2, 3日はよかったが，だんだんと痩せてきた．下痢が数日間続き，赤ん坊はぐったりしてしまった．どうしようもなくなったラクは，赤ん坊を町の病医に連れて行こうと決心した．しかし，病院に行くことで，ラクは1日仕事ができないために，その日は何も食べることができないし，もしかす

るとこれからの仕事を失う可能性もあった．賢い母親が，残りの家族を助けるために，しばしば病気の赤ん坊を見殺しにしなければならないことをラクは知っていた．しかし，赤ん坊への愛情はとても強く，それはできなかった．

　ラクは，母親の形見を売ることを決心し，バス代をつくって町の病院に行った．病院では，長蛇の列で何時間も待った後で，赤ん坊は瀕死の状態になっていた．医師は，どうしてもっとよく世話をしなかったのか，どうしてこんなになるまで放っておいたのか，とラクを責めた．その後，看護師は，ラクに母乳栄養の重要性や衛生について細かく説明した．そして，赤ん坊にはもっと良質な食物がたくさん必要だと強調した．ラクは，何も言わずにただ聞いていた．医師が赤ん坊に点滴をしたので，下痢も止まり血色もよくなった．翌日，医師は処方箋をラクに渡し，帰るときに薬局で薬を買うように言った．

　病院から帰りの道すがら，赤ん坊の下痢はまた始まった．家についたラクには，お金も食べるものも，売る物すらなかった．赤ん坊が死んだのは，それから間もなくのことだった．

- ラクの赤ん坊の死亡原因は，なんだったのでしょうか．
- 医師がしたことは，なんだったでしょうか．
- 看護師がしたことは，なんだったでしょうか．
- 何が子どもの命を奪ったと思いますか．

　この物語は，貧しい国の人々の現実の出来事や生活を描いたもので，決してフィクションではありません．世界には，多くのラクやこの赤ん坊と同じ運命をたどる子どもたちがいるのです．また，日本や先進国においては，貧困から来る飢餓ではなく，赤ん坊や子どもたちへの虐待やネグレクト（育児放棄）が問題となっています．私たち看護職は，このような子どもたちの命を守るために，何ができるのかと真剣に考えなければなりません．

参考ウェブサイト
- 日本国際保健医療学会　https://jaih.jp/
- 長崎大学熱帯医学研究所　http://www.tm.nagasaki-u.ac.jp/nekken/

- シェア＝国際保健協力市民の会　http://share.or.jp/
人々の健康を守るために活動している団体.
- ハートオブゴールド　http://www.hofg.org/
カンボジアを中心にスポーツや保健を通じて活動している団体.

参考文献
- デイヴィッド・ワーナー,他（池住義憲,若井晋訳）：いのち・開発・NGO,新評論,1999.
  "ラクの物語"が掲載されている本です.
- ロバート・チェンバース（野田直人,白鳥清志訳）：参加型開発と国際協力,明石書店,2000.
- 近藤麻理：4.プライマリヘルスケア.中西睦子監修：地域看護学,pp29-35,建帛社,2003.
- プロジェクトPLA：続・入門社会開発,国際開発ジャーナル社,2000.
- 波平恵美子：医療人類学入門,朝日新聞社,1998.
- 早坂裕子,広井良典,他編：社会学のつばさ,ミネルヴァ書房,2010.
- パウロ・フレイレ（小沢有作,他訳）：被抑圧者の教育学,亜紀書房,1997.
- イヴァン・イリッチ（金子嗣郎訳）：脱病院化社会,晶文社,1998.

COLUMN

予防接種は,炎天下を村まで歩いて

　アフリカ大陸のザンビアの首都ルサカ市郊外では,プライマリヘルスケア・プロジェクトが日本のODAとNGOの協働により実施されていました.そのプロジェクトの目的は,「住民参加を得ながら,低所得者地域に暮らす人々の健康を改善する」というものです.

　ザンビアに到着した2日目のこと,ある地区のヘルスボランティアの人たちから,「太鼓を叩いたり,踊ったり,歌ったりして楽しく活動をしているのよ」という話を聞きました.その様子はなんとなく想像できるのですが,具体的にどのような人が,どのように集まり,何をしているのだろうかは,「？」でした.そんなある日,その地区の住民を対象に,保健センターの看護師が予防接種を,ヘルスボランティアの人たちが子どもの体重測定を行うという話を聞きました.地区担当の看護師から,「同行していいですよ」と連絡が入り,私も同行することが許可されました.

　その日は気温が30℃を超え,太陽がぎらぎらと照りつけるなか,看護師3名と一緒に,密集した家々の間をくぐり抜けるようにして歩いていきました.みんなは息も切らせずに,ビニールや生ゴミの散らかっているデコボコの畦道を,さっさと歩いていきます.

5. プライマリヘルスケア——自分の命と健康を自分で守ること

「すぐそこだから，って言っていたのになあ」と，愚痴を言っても遅かったのです．ところどころにある小屋からは，音楽が鳴り響き，昼間から酒を浴びるように飲んでいる男たちがいて，こちらをギロリと睨んでいるように見えます．まして，迷路のようなスラム地域では，よそ者には引き返すこともできず，嫌でも皆についていくしかありませんでした．

ようやく前方に人だかりが見えてきました．その広場には，大きな声で唄を歌っているボランティアの若い男女がいて，彼らを取り囲むように大勢の子どもたちが集まってきています．その声に合わせて，50人くらいの子どもたちも，腹の底から声を出して歌っていました．力強い大きな歌声が熱気のなかに響きわたり，広場をコンサート会場に変えていました．

一方で，広場の片隅にある大きな木の下では，子どもたちの体重測定がヘルスボランティアによって行われていました．子どもをおんぶしたり抱っこしたりしている若い母親たちは，体重や予防接種の有無を記録する黄色の用紙を手にし，幼子の手を引きながらずらりと並んで待っています．

地域に出向いて測定や予防接種を実施していなかったときは，母親たちは病気でもないのに，わざわざ予防のために遠い保健センターに行くことを敬遠し，受診率はとても低いものでした．そこで，ヘルスボランティアたちは，「保健センターで待っているだけでは何も変わらない」と話し合い，自分たちが母と子どものいる地域へ出向くことを決めたのです．そして，看護師にも同行してもらい，子どもたちの健康相談や予防接種を実施することにしたのです．これにより誰の目にも明らかに受診率は上昇したということです．

ヘルスボランティアは，地域住民のなかから選ばれた人が，6週間にわたる研修を受けて認定されます．さらに彼らは，知識を深めるため，継続して月に1度

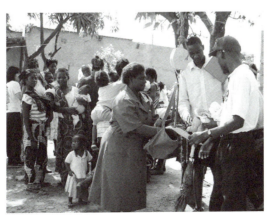

写真3　ザンビアにて
体重測定をするヘルスワーカーの様子

の勉強会と定例会を設けていました．しかし，彼らのほとんどには定職がなく，しかもヘルスボランティアをどんなにがんばってみても給与は出ないのです．時々ですが，インセンティブ（報酬）と呼ばれるちょっとした交通費や，昼食，ジュース，牛乳などが支給されていますが，わずかにそれを受け取るだけでした．

　ヘルスボランティアの活動は，保健センターの看護師や公衆衛生士などが運営を助け，継続した教育を実施していることで順調に維持できていました．ザンビアからの帰国途中，飛行機の中で思い出したことがあります．それは，以前日本のテレビで紹介された，保健師が地域の公会堂に出かけていって，そこで演ずる寸劇の様子です．その軽快なコントと健康に関するリアルな筋書きに，住民はみんな大喜びで夢中になっていました．この地のヘルスボランティアもそのときと同じように，どのような楽しいことをすれば住民が関心をもって集まってくれるのか，そしてどのようにして健康ということを楽しく知ってもらうおうかと考えていたのです．それは，彼ら自身が住民の1人だからこそ，常に住民の立場で考えられるのかもしれません．

　誰のための，そして何のための活動なのかを最もよくわかっているのは住民自身であるということを，私はようやく理解できるようになってきました．

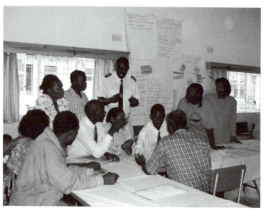

写真4　ザンビアでのワークショップの様子

第 2 章

現場で何が起きているのか
多様性のなかで生きる私たち

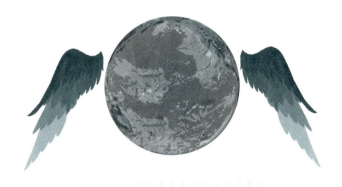

1 国際移動する看護師
──職場の同僚は日本人だけですか？

世界の職場から就職先を選んでいる看護職がいます．EPA（Economic Partnership Agreement）看護師候補者は，すでに日本の多くの病院や施設で，日本の看護師免許を取得して仕事しています．看護職の国際労働は，送る側と受け入れる側にどのような影響をもたらすのか考えてみましょう．

【目標】
- EPA 看護師候補者の日本受け入れに関する経緯を知る
- 看護師の国際移動のプッシュ要因・プル要因を説明できる
- 国際移動する看護師により起こる健康格差について考察する

Key Words　EPA（経済連携協定），EPA 看護師候補者，国際厚生事業団（JICWELS），プッシュ要因，プル要因

経済連携協定（EPA）

日本で就業している看護職の総数は，2015 年で約 163 万人です．少子高齢社会のなかで，将来，看護職はより多くの就業者が必要であると試算されています．このような看護師不足という難題を，世界の看護はどのように乗り越えようとしているのか考えてみましょう．

EPA は，経済連携協定とよばれ，貿易の自由化に加えて，人的交流の拡大，知的財産の保護など多様な分野での経済関係の強化を定めた協定です．人の移動を拡大させる EPA により，外国で看護師の資格を有する者の日本での受け入れが現実化したことになります．通常，WTO（世界貿易機関）に加盟している国では，輸出入に関して世界共通の関税率が適用されていますが，EPA を利用することで関税率をより低く設定することが可能となります．

EPA 看護師候補者──インドネシア，フィリピン，ベトナム

EPA は二国間で協定調印された後に発効となりますが，その国のなかでも 2008 年にはインドネシア，2009 年にはフィリピン，そして 2014 年にはベトナ

表4 EPA看護師候補者に関する3か国の違い

	インドネシア	フィリピン	ベトナム
受け入れ開始時期	2008（平成20）年度	2009（平成21）年度	2014（平成26）年度
応募条件	看護師の資格と2年以上の実務経験	看護師の資格と3年以上の実務経験	看護師の資格と2年以上の実務経験
出身国での日本語研修と日本語能力試験	6か月間の日本語研修後に，日本語能力試験N5程度以上に達している者	6か月間の日本語研修後に，日本語能力試験N5程度以上に達している者	12か月間の日本語研修後に，日本語能力試験N3以上の合格者
受け入れ機関との雇用契約締結後に，訪日し研修を実施	6か月間の日本語研修と看護導入研修	6か月間の日本語研修と看護導入研修	2.5月間の日本語研修と看護導入研修

ムからEPA看護師候補者を，日本の医療機関で受け入れることとなりました（表4）．同時に，介護福祉士候補者の受け入れも行っています．日本の看護師国家資格を取得することを目的としたこの枠組みは，母国での看護師資格を有することを条件として，病院や施設での就労と研修が特例的に認められたものです．滞在期間は3年間で，この間に3回の看護師国家試験を受験することが可能です．国家資格の取得後は，在留期間上限3年の更新回数に制限がなくなります．

日本での受け入れ機関は，国際厚生事業団（JICWELS，ジクウェルズ）であり，日本語研修や受け入れ医療機関との調整など責任をもって実施するようになっています．しかし，6か月間の日本語研修終了の後は，1〜5名程度に分かれて日本国内の病院の現場で，就労と研修を行うことになります．就労という厳しい環境のなかで並行して行う国家試験の勉強では，JICWELSによる集合研修やeラーニングといった学習支援事業がありますが，受け入れ病院の看護師の支援と個人の地道な努力が期待されています．

看護師不足だから外国人看護師が必要となった？

インドネシア人看護師候補者受け入れにあたっての日本看護協会の見解（2008年6月）のポイントは，「これはEPAによる受け入れであり，看護師不足への対応ではない」「看護職確保対策は，離職防止が基本であり，看護基礎教

育の改革や看護職確保定着推進事業を強化する」「医療安全,医療・看護の質を確保するために,4つの条件を求める」であり,その4つの条件とは,①日本の看護師免許を取得,②安全なケアが実施可能な日本語能力の獲得,③日本人看護師と同等の就業条件,④看護師免許の相互承認は認めないことでした.

　「日本の看護職の不足がまずあって,そこから外国人看護師の受け入れが始まった」という考えかたが社会一般に広がりつつあります.しかし,私たち看護職,あるいは看護の団体は,そのようなことを社会に向けて訴えているでしょうか.看護職自身が,社会からのこの問いに対してしっかりと考え答えることができるのかが,まさに今,問われているのです.

　労働環境の異なる国から来日している外国人看護師の意見に耳を傾けることで,「日本の看護職の働く環境は,本当にこれでよいのだろうか」と気づかせてもらえることがあります.たとえば,「サービス残業をする意味はなにか.始業時間よりも早く来て仕事を始めるのもサービス残業といえるのではないか」との声もあがっています.このように日本でのあたりまえを疑うという発想は,「日本の女性は自分のキャリアを中断してでも,結婚や家庭を守ることを選択しているように思うが,中断しなければならないような労働環境のほうがおかしいのではないか」という意見が多数派であるという方向に導いてくれるかもしれません.毎日のルーティン業務に追われ,労働条件や環境について立ち止まって考える機会が日常にはありませんが,国際的な視点が入ることで客観的に自分たちの状況を判断することができるようになると思うのです.

★考えてみましょう★ きつい仕事を担う外国人看護師

　私がタイ北部の貧しい村に行ったとき,偶然にも70歳を過ぎた現地の女性が流暢な英語で話しかけてきました.「私はアメリカで20年間看護職として働いていたのよ.彼女たちもその仲間」と,ほかの2人を紹介されました.「楽しかったわ.まだ若かったし,アメリカ中のいろんなところで働いて,旅もして.マンハッタンにもよく行った.結婚なんかしたくなかった.楽しい時間が続いてほしかったからね」と彼女はほんの少し前のことのように,米国で過ごした青春時代の話を始めたのです.

しかし，自分が50歳代になって両親が病気になったのを機に，タイに帰国し近所の看護学校で教えながら暮らしていたようです．「そうしている間に，私も老いてしまって，ここで生きていくことに決めたの．アメリカでは，外国からの出稼ぎ看護職は，たいてい手術室かICUの勤務っていうのが相場だったのよ．高度医療を担ったなんて言われることもあるけど，そんなんじゃないわ．英語で流暢に会話することができなかったからね．それにきつい仕事だったから．それがきっと私たちを雇った理由よ」と，最後に彼女はつぶやいていました．

+ 外国人看護師が外国で仕事をする場合に，手術室やICUなど比較的重労働な部署への配置が多いことについて，皆さんはどう思いますか．
+ 外国人看護師の受け入れが多い先進国に対して，流出する開発途上国側からは「その看護師を育てるためにかかった教育費を受け入れ国に支払ってほしい」という要望が出ています．このような意見についてどう思いますか．

送る側と受け入れる側の状況

 ここからは視点を逆にして，日本に来て働いている外国人看護師の出身国の現状を考えてみましょう．日本に来ること，あるいは一緒に働くことにばかりに目が向きがちですが，出身国の保健医療政策や人々の健康状態はどうなのか，私たちには知る必要があります．さらには，なぜ国際移動が起こるのかについては，表5に看護師の国際移動のプッシュ要因とプル要因をまとめています．グローバル社会における労働賃金の格差が，一番の問題として取り上げられますが，実際には，よい労働環境，看護職としてのキャリア形成，スキルアップなどの機会を求めて移動していることも考えられるのです．
 先進諸国の例では，英国では1990年代には外国人看護師は全看護師の10人に1人の割合でしたが，2001年以降は，英国で養成した看護師数を超えています．主にオーストラリア，インド，フィリピン，南アフリカ共和国の出身者が多数を占め，経済的に貧しい国からの外国人看護師に対しての差別と，就労条件での不利益が問題となっているようです．米国でも，開発途上国あるいは貧

表5　看護師の国際移動のプッシュ要因とプル要因

	プッシュ要因 （現地から出たくなる要因）	プル要因 （そこへ行きたくなる要因）
労働賃金	安い・不十分	高い・送金可能
社会の安定・安全	政治が不安定・危険度が高い	今よりもよい生活・安全
病院や医療システム	医療への予算が少なく，病院での医療技術も低い	高度医療が可能であり，整備された医療制度がある
労働環境	危険，社会保障も不安定	労働環境が法律でしっかり守られている
雇用条件	失業率が高い・不安定	看護師不足が続いており，就職はよい条件で可能
教育とキャリア形成	自国でのキャリア形成の可能性は低い	キャリア形成の機会が多くある
継続教育とスキルアップ	不十分あるいは余裕がない/スキル向上の機会がない	十分な継続教育 スキルの向上が可能

困国からの移民が増加していることにより，外国人看護師のイメージが否定的に固定化されている現状が指摘されています．また，国際移動による外国人看護師が仕事するうえで困難なことは，言葉やコミュニケーションの問題，異文化での生活や価値観への戸惑い，職場に適応するまでの援助不足，看護技術の違いなどがあげられています．

　私たちは，日本社会と自分たちの将来だけを考えるのではなく，看護師を送り出す国々の社会状況や健康状態にまで配慮して，外国人看護師に関する問題を考えようとしているでしょうか．また，国際移動を活発にしている要因は何か考えたことがあるでしょうか．グローバル化のなかで，国際的に仕事を展開することは素晴らしいのですが，一方で，先進国ばかりが利益を得ていることがあるかもしれません．看護職の移動労働が，送り出す国，受け入れる国の人々の健康格差をますます助長させるような仕組みではないか，しっかりと見守る必要があります．

参考ウェブサイト
- 国際厚生事業団（JICWELS）　https://jicwels.or.jp/

1. 国際移動する看護師——職場の同僚は日本人だけですか？

参考文献
- 伊藤るり，足立眞理子編：国際移動と＜連鎖するジェンダー＞，作品社，2008．
- ミレイユ・キングマ（山本敦子訳）：国を超えて移住する看護師たち，エルゼビア・ジャパン，2008．
- スザンヌ・ゴードン（阿部里美訳）：困難に立ち向かう看護，エルゼビア・ジャパン，2006．

2 性の多様性
──LGBTへの理解

　看護の対象として,客観的に公正にLGBTや多様な性について理解できるように学びましょう.さらに,世界の女性の困難な状況を知り看護ができることを考えましょう.

【目標】
- FGM(女性性器切除)を知り考察できる
- LGBTや多様な性への理解が深まる
- 世界の女性の困難を理解し看護にできることを考えることができる

Key Words　FGM(女性性器切除),女性差別撤廃条約(1979年),LGBT

 日本は男女平等な社会?

　みなさんは,日本は男女平等な社会であると満足していますか?「男女平等とかそんなことは目くじら立てて意識しないで,もっと自然に考えればいいのよ」と口にする女性は意外と多くいるものです.

　「男は仕事,女は家庭」という伝統的な考えかたは,現代の若者にはあまり刷り込まれていないようですが,親の世代とのギャップは感じているようです."イクメン(子育てをする男性)"や男性の育児休暇取得を,政府も積極的に支援し始め,社会的にも認知されつつありますが,現実には育児休暇の取得はまだまだ厳しいようです.また,一般の女子学生であれば,就職活動が始まると同時に,今までに経験したことのない男女格差を実感することがあります.看護学生が,このような格差を感じることは就職においてほとんどないでしょうが,友人の話を聞くことはあるでしょう.

　この節には,普段の会話や既存の学問ではあまり触れたくない,あるいは避けてきた話題が含まれます.たとえば,家族計画,人工妊娠中絶(以下,中絶),避妊,女性性器切除,売買春などがあります.これらの課題は,国際的な課題が多く含まれているため,国際看護の科目であれば取り上げやすいのでは,と

思っています．それに，自分のことは，他人からの指摘がないと気づかないように，国際的な視点から日本の性の多様性を見ることで新しい気づきがあるかもしれません．

 ## 中絶の権利

世界で，「中絶の権利」が政治的話題として大きく取り上げられたのは，カイロ会議（国連人口と開発会議）で1994年のことです．しかし，日本人にしてみれば「中絶の権利」が，今もなお世界的な大論争になるのか，その理由を想像することは困難かもしれません．それは日本が，母体保護法の第三章，母性保護の第十四条一項にある「妊娠の継続又は分娩が身体的又は経済的理由により母体の健康を著しく害するおそれのあるもの」に対して，指定医師が本人および配偶者の同意を得て，中絶を行うことができる国だからなのです．

中絶を法的に禁止している国で中絶する場合は，安全ではない違法の中絶手術を受けなければならなかったり，国外で中絶したりと，女性たちは困難を強いられています．日本の常識からすれば考えられないような，強姦による妊娠の中絶でさえ認められない国もあります．中絶の権利をめぐる女性たちの戦いは，現在も世界中で繰り広げられているのです．

 ## 女性性器切除（FGM）

女性性器切除（Female Genital Mutilation：FGM）は，アフリカ，中東，アジアなどで1億3000万人の女性がすでに受けたと推定されています．FGMの多くは，幼い少女に施されていますが，性器切除の際に大量出血で死に至ることもあり，大人になった女性の心身にも多大な苦痛をもたらしています．世界のFGMの状況は，ジョニー・シーガー著『地図でみる世界の女性』の「アンダー・ザ・ナイフ」の項目でより明確にわかります．さらに，FGMを受けた当事者であるNGO活動家のキャディ・コイタが，自分の経験を書いた『切除されて』が2007年に日本で出版されました．詳細は，参考文献にあげたこれらの本を読むことをお勧めしますが，FGMの主な問題点をいくつかあげてみることにします．

女性性器切除を行うのは女性たち自身であるため，被害者であった少女が，

やがて大人になり加害者にもなるという構図があります．そして，口にすべきではないこととして，誰からも説明を受けたり話したりすることもありませんから，自分がつらさを感じていても次の代の娘にも受けさせてしまうということが繰り返されています．また，FGM は宗教的な儀式ではなく，いつごろ何のために誰が始めたのかは不明です．男性のなかには，強姦から女性を守るためとか，結婚に適応させるためという理由を主張する人たちもいるようです．

　現在では多くの国々で，法的に禁止されつつあります．しかし，先進国の移民社会でもその因習が継続されており，FGM は世界中に広がっています．さらに悪いことには，医療ツーリズムを利用して法的に禁止されていない国の近代的な医療施設で，医師による FGM が施術されているという事実があることです．

　みなさんは，このような医療従事者の行為をどのように思いますか．FGMは文化であり習慣であるから，ほかの国や文化の異なる人々は，口をはさむべきではないという考えかたもあります．しかし，当事者として苦しんだキャディさんらは，FGM から目をそらさないで世界の人々に知ってほしい，理解してほしい，そしてその廃絶に手を貸してほしいと言っています．看護にできることは少なくないと思うのですが，外国の出来事だからと，あなたはそっとふたをして見て見ぬふりを続けることができますか．

✈ ジェンダー・エンパワーメント指数（GEM）

　ジェンダー・エンパワーメント指数（Gender Empowerment Measure：GEM）は，UNDP（国連開発計画）が導入した，政治や経済活動のなかで女性がどのくらい積極的な役割を果たしているかを明らかにする指数です．

　国会議員，政府高官，企業の管理職，専門職・技術職などに占める女性の割合，および男女の推定所得格差を用いて算出しています．2009 年の日本の順位は，109 か国中 57 位です．ちょうど真ん中くらいでしょうか．1 位はスウェーデン，2 位はノルウェー，3 位はフィンランドです．このほかにも，人間開発指数（HDI）やジェンダー開発指数（GDI）なども，ジェンダー格差をみるための指標として用いられています．2015 年の日本の順位は，HDI が 188 か国中 17 位，GDI が 160 か国中 55 位です．

2. 性の多様性――LGBTへの理解

　1979年に国連で採択された「女性差別撤廃条約」に日本が批准したのは，ようやく1985年になってからであり，「男女共同参画社会基本法」の施行は1999年のことでした．現在でも，議員や政府要職に女性が少ないこと，さらには，企業の社長や管理職に女性が少ないことはみなさんもよくご存知でしょう．世界では先進国といわれ，経済大国である日本が，GEMで57位であるという事実を謙虚に受けとめ，これからの私たちが何をすべきなのか考えていく必要がありそうです．そのためにも，しっかりと世界の女性の現実に目を向け，現状を学び理解することが重要だと思います．

➤ 性の多様性を意識すること――LGBTへの理解

　FGMという因習を継承してきた女性たちやその文化は，それをあたりまえとして受け入れてきた，あるいは世界中の女性が自分たちと同じようにFGMを行っていると信じて疑わなかったかもしれません．日本にもあたりまえと思われていて，そのままにしていることはないでしょうか．

　服装はどうでしょうか．最近は，メンズ巻きスカートあるいはメンズスカートという名称で，ズボンの上からスカートを装うことも一般的になってきました．しかし，「男性がスカートを着る」と聞くと，多くの女性は「女装男子」ですよねと失笑するのです．男女を問わず世代によっても反応は大きく異なり，若い世代ほど性別に関係なく，個人の服装やおしゃれについての許容範囲は広いように見受けられます．あなたはどうでしょうか．

　さまざまな書類に「性別」という項目がありますが，男性，女性のどちらの性にもチェックしたくない人たちがいることを想像したことがありますか．自分たちでまったく気づかずに，その人たちを傷つけているかもしれないことを看護の専門職として私たちは意識しなければなりません．最近では，LGBTという言葉が使われるようになりました．これは，レズビアン，ゲイ，バイセクシュアル，トランスジェンダーの頭文字で，性の多様性を表しています．一般企業のなかでも，社内規定をつくりハラスメント対策や，セミナーなどで意識改革を促すなど，LGBTへの取り組みを行っている会社は増加しているようです．

　2006年7月にカナダで開催された国際LGBT人権会議において，人権保障

を要求した「モントリオール宣言」が採択されました．すべての人間に保障されている人権は，1948年12月10日第3回国連総会で採択された「世界人権宣言」を拠りどころとしています．第一条は，「すべての人間は，生れながらにして自由であり，かつ，尊厳と権利とについて平等である．人間は，理性と良心とを授けられており，互いに同胞の精神をもって行動しなければならない」．そして第二条には，「すべて人は，人種，皮膚の色，性，言語，宗教，政治上その他の意見，国民的若しくは社会的出身，財産，門地その他の地位又はこれに類するいかなる事由による差別をも受けることなく，この宣言に掲げるすべての権利と自由とを享有することができる」とあります．

　なぜ，このように大きく人権が取り上げられるのでしょうか．それは，LGBTが社会のなかで人権を保障されていないからなのです．人権を獲得しようと，命がけで，必死で闘っている人たちが今も大勢いるのです．信じられないかもしれませんが，世界には，同性愛者というだけで，死刑あるいは懲役を科している国や地域が現在もあるのです．

　さて，日常生活の話題に移しましょう．レンタルDVD店には女性が近づかない一角があります．その場所にはカーテンがかかり，陳列されているビデオには女性たちが商品化されており，出入りするのは男性ばかりです．女性はそのことに気づいていながら，考えないようにしています．もしかすると，そのような女性と自分とは，まったく違う存在だと思っているのかもしれません．

　看護の対象は，自分と同じ価値観の人だけではありません．多様な性があり，また多様な価値観のなかで生きている人々がいるのです．女性が女性を無意識に差別していることもあるかもしれません．日常生活のなかでは表面化することの少ないテーマですが，人々の健康と差別や偏見にかかわることから，看護は目を背けるわけにはいかないのです．

参考ウェブサイト
- 人間開発報告書と日本　http://www.undp.or.jp/hdr/pdf/release/japanfacts.pdf
- 国連開発計画（UNDP）駐日代表事務所
  http://www.undp.or.jp/undpandjapan/widfund/development.shtml
- 女子差別撤廃条約（外務省）　http://www.mofa.go.jp/mofaj/gaiko/josi/index.html
- 世界女性会議（総理府）　http://www.gender.go.jp/kodo/index.html

2. 性の多様性──LGBTへの理解

参考文献
- 上野千鶴子：差異の政治学，岩波書店，2002.
- キャディ・コイタ（松本百合子訳）：切除されて，ヴィレッジブックス，2007.
- ジョニー・シーガー（原民子，木村くに子訳）：地図でみる世界の女性，明石書店，2005.
- 沼崎一郎：ジェンダー論の教え方ガイド，フェミックス，2006.
- 内海夏子：ドキュメント女子割礼，集英社，2003.
- ワリス・ディリー（武者圭子訳）：砂漠の女ディリー，草思社，1999.
- ジョン・コラピント（村井智之訳）：ブレンダと呼ばれた少年，扶桑社，2005.
- 森山至貴：LGBTを読みとく，ちくま新書，2019.
- 水田宗子：女性学との出会い，集英社新書，2004.
- 上野千鶴子：フェミニズムがひらいた道，NHK出版，2022.

3 紛争と難民
——日本とは無関係なことでしょうか？

世界で起こっている紛争と難民の現実について，国際機関の役割を考えながら理解することを目指します．そして，人々の健康が紛争によって脅かされている状況に対して，看護がどのような役割を果たすことができるかを考えてみましょう．

【目標】
- 難民支援で協働する国際機関を説明できる
- 紛争中・和平後の難民や避難民の状況について理解できる
- 紛争予防や平和維持について看護の視点から考察できる

Key Words　難民，国連難民高等弁務官事務所（UNHCR），人道支援，難民キャンプ

 日本で生まれてよかった？！

「日本は平和で幸せな国．日本人に生まれて本当によかった」と思っている人は，きっと多いと思います．特にテレビのニュースで，空爆され黒煙のあがるなかを，血まみれになって逃げまどう女性や子どもの映像を見たときなど，そう思うことはないでしょうか．まずは，自分自身の本当の気持ちと向き合ってみましょう．

では，私から．「私は，絶対に日本人に生まれてきてよかった」と思っています．そうでなければ，いったいどんな人生を送っていたことでしょうか．看護師になることもかなわなかったかもしれません．それよりも，女性であるために小学校すら卒業できたかどうか．あるいは男女平等だと洗脳され，軍事訓練に夢中になっていたかもしれません．今の私自身の人生は，日本で生まれていなければ経験できなかったことが多いと感じています．

日本では，「紛争と難民」というテーマは，おもしろくない，あるいは看護とは関係のないこととして見逃されてしまう可能性があります．私たちのほとんどは戦争を直接的にはまったく知りませんし，祖父母の世代ですら戦争経験が

3. 紛争と難民——日本とは無関係なことでしょうか？

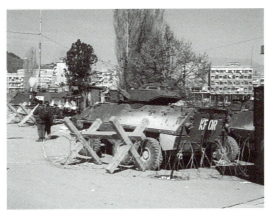

写真5　コソボにて　和平協定後の検問所の様子

ないという人が多くなっています．

「世界は，本当に平和なのか？」そして，「日本は，平和なのか？」という疑問を抱きながら，この紛争と難民の問題を考えてほしいと思うのです．

✈ 看護学は，紛争には何のかかわりもないのか？

「なぜ看護に，紛争や難民が関係あるのか」と疑問に思われているかもしれません．では聞きます，地雷や空爆で被害を受けた人々は，どこに運ばれるでしょうか．誰が治療し看護するのでしょうか．さらには，日常生活で食料が手に入らなくなり，家が焼かれ，命からがら逃げのびた人々をケアするのは誰でしょうか．被災者や難民の置かれている現場は，まさに「人々の健康」が人為的に破壊されている状況です．

国際保健学のたとえで，よく用いられる寓話があります．

"川の下流にケガをした人々が流れ着くので，みんなで一生懸命に治療や看護をしていました．しかし，一向にケガ人は減ることがなかったのです．おかしいと感じたある人が，何日もかけて上流に行ってみると，そこには大きな鬼がいて人々の生活を荒らし人々を川に投げ捨てていたのでした．"

みなさんは，この寓話から何を考えるでしょうか．下流でケガ人を救い続けることも重要ですが，もっと根本的な問題にも目を向けなければ，下流での騒

59

ぎは治まらないのです．

 ## 一所懸命だけでは危険です

「紛争」「難民」は，ほとんどの人が日常考えたことのないテーマですので，まずは柔軟な発想の準備体操をしていきましょう．

　ロニー・ブローマンの『人道援助，そのジレンマ』には，拷問されたケガ人の治療についての議論があります．どのような状況であれ，拷問は許されるべきことではありません．拷問を受けた人に対して一所懸命に治療をした点で，医師や看護師はなんら間違った行為を行ってはいません．しかし，治療により，回復した患者をまた拷問部屋に送り込むことになるため，戦争や蛮行に"思考停止状態"で加担していることになるという，医療者にとっては皮肉な結果が待っているのです．

> **＊考えてみましょう＊　予防接種を食料引換の条件に**
>
> 　難民キャンプは集団生活であるため，特に乳幼児への予防接種は緊急を要します．しかし，ある宗教的理由からいっさいの注射を拒否する人々がいることがわかりました．そこで，予防接種を受けるとスタンプがもらえるようにして，そのスタンプと引き換えに食料配給を受け取るというシステムに切り替えるということが起こりました．
>
> ＋　公衆衛生上，緊急を要するとの理由から行われたようですが，はたしてこれは正しかったのでしょうか．
> ＋　難民キャンプだから，やむをえないことだったのでしょうか．

　これは現実に起こったことですが，その結果，人道支援とは言えない医療者の行為に非難が殺到しました．紛争や戦争にかかわることになった場合，私たち看護職は，通常の看護のように職務を遂行するだけでは不十分であり，自分の行為がどのような意味をもっているのかをしっかりと考え議論する能力が要求されます．純粋に一所懸命に看護をしていれば，何でも善行となると信じる

ことは危険ですし，これでは簡単に騙されてしまうかもしれません．

　紛争と難民について学ぶことの重要性や意味について，みなさんはどのように思ったでしょうか．

難民を支援する国連機関

　1951年の「難民の地位に関する条約」において，難民を次のように定義しています．「難民とは，"人種や宗教，国籍，政治的意見または特定の社会集団に属するなどの理由で，自国にいると迫害を受けるか，あるいは迫害を受ける恐れがあるために他国に逃れ，その本国の保護を受けることができない，あるいはそのような恐怖を有するためにその本国の保護を受けることを望まない者"である．」

　この定義は，決して紛争による難民だけを対象としておらず，幅広い意味をもっていることがわかります．このような世界各地の難民への保護と支援を行うことを目的とした国連機関が，国連難民高等弁務官事務所（United Nations High Commissioner for Refugees：UNHCR）であり，1950年12月の国連総会決議により設立され，スイスのジュネーブに本部があります．日本語は長く覚えにくいため，HCRと短く呼ばれることもあります．

　2016年末のUNHCRの「支援対象者（people of concern）」数は，世界で約6770万人と報告されています．紛争による対象者には，主に難民，国内避難民，帰還難民などがあげられます．そして，難民問題の解決に向けてUNHCRでは，「自発的帰還」「庇護国での定住」「第三国定住」の3つの支援を行っています．自発的帰還が最も好ましい解決策ですが，それが可能でない場合には，難民が最初に庇護を求めた国，あるいは新たな受け入れ国での生活を始めることになります．

　2017年には，シリアから国外に逃れた難民数は500万人を超えたとUNHCRが発表しています．そのほとんどは，近隣国であるトルコ，レバノン，ヨルダンなどに避難しています．また，2015年からの欧州難民危機では政治的な影響が大きいなかで，ドイツが積極的に難民受け入れを行いましたが，一時期に集中したためEU内でも課題は山積しています．

　このような状況のなかで，日本での難民受け入れは難しいと思っていた方も

61

多いかもしれません．日本では 1982 年以降，難民認定制度が整えられ難民認定申請を行うことができるようになりましたから，すでに難民認定され日本で定住している人は 11,000 人以上います．しかし，近年の具体的な数で見ていくと，2007 年の難民認定申請数は 816 件で，そのうち認定数は 41 件．2017 年の難民認定申請数は過去最高の 19,629 件で，認定数は 20 件でした．このように申請者数はこの 10 年間で 20 倍以上となっていますが，認定される件数は非常に少ないことがわかります．2022 年の難民認定申請数は 3,772 件で認定数は 202 件と増加しつつあります．難民認定されると日本人と同じように医療や教育を受けられますが，申請しても認定されない数のほうがはるかに多いことがわかります．

困難な支援活動

　国連開発計画による「人間開発報告書」（2005 年）では，「紛争は栄養状態と公衆衛生を悪化させ，教育制度を破壊し，暮らしを崩壊させて，将来の経済成長を停滞させる」とあり，武力紛争を経験した国々においては，MDGs（ミレニアム開発目標）の 2015 年までの達成は困難であると分析されていました．そして紛争は，弱体化し破綻しつつある政府が，安全保障の危機からも国民を守ることができず，基本的ニーズも政治体制も確立できないなどの複合的な失敗が続くことで起こりやすくなると考えられています．

　1991〜2000 年の 10 年間，国連難民高等弁務官を務められた緒方貞子さんは，著書の『私の仕事』のなかで，「現場に応じて，一番役に立つ方法は何かというのが私の判断基準であった．私どもの場合，役に立つということは，最後の点において，人の生命を助けるということである．生きてさえいれば，彼らには次のチャンスが与えられる」と難民支援の判断基準を述べています．この"生きてさえいれば"という言葉は，10 年間現場に足を運び続け本気で難民支援に取り組んだ UNHCR トップの経験から言えるのだろうと敬服するばかりです．

　紛争には，2 つ以上の争う相手が存在しています．それらのどこが正義で，どこが悪であるかは当事者では決められませんし，みんな自分たちのしていることは正義だと信じているはずです．通常，私たちがメディアによって刷り込まれる善玉，悪玉というステレオタイプは，国際社会や世間が決めており，悪役

にされた側にその認識はないのです．

　また紛争中，子どもたちが人を殺す兵士として養成されていることは大きな問題です．和平が訪れても，紛争しか知らない子どもや青年にとっては，「平和」が何を意味するのかわからないからです．そのため，和平協定が結ばれ軍隊の撤退が進んだとしても，兵士が普通の人に戻り仕事を見つけて平和に暮らすことは容易ではありません．さらに，今まで虐殺を受ける側の弱い立場だった人々が，報復手段に出ることもあります．このような事実は，なかなか報道されることはありませんが，復興支援活動で現地に行く場合には，一番注意しなければならない点です．私たちが刷り込まれている善と悪というステレオタイプは単純ではなく現地での状況はもっと複雑ですから，日本での思い込みや偏見は持ち込まないほうが賢明だといえそうです．

★考えてみましょう★ 1人を助けるのか，それとも大勢を助けるのか

　2000年夏，コソボ自治州（現在のコソボ共和国）からネジール君という，当時4歳の男児が「網膜芽細胞腫の術後治療」を目的として日本に到着しました．ネジール君は，空爆が開始される前にセルビア共和国側のベオグラードで右目の摘出手術を受け，その後数回におよぶ化学療法を必要とし病院に行くことが決まっていました．しかし，紛争が激しくなりコソボ自治州からセルビア共和国側への入境が事実上拒否されたために，治療の継続が不可能となっていたのです．両親は，毎日コソボに入ってくる国際機関や人道援助団体に通いつめ，子どもの病気のことを必死になって訴えていたのでした．

　ネジール君一家の日本への渡航には，日本外務省と在外日本大使館の関係者の方々による迅速・正確な打ち合わせによる書類手続きと，ANAの日本までの無償移送の協力がありました．また，コソボに帰国したネジール君とご両親の言葉からは，日本での治療受け入れ先である金沢大学附属病院スタッフの方々が，どれほど深く愛情を注ぎ治療と看護をしていたかが伝わってきました．この活動には，主役や英雄は存在しません．みんなが自分の役割を認識し，責任を果たしていったのです．

　渡航手続きに必要な書類は，日本大使館指定の査証申請書，入国理由書，身分

第2章 現場で何が起きているのか──多様性のなかで生きる私たち

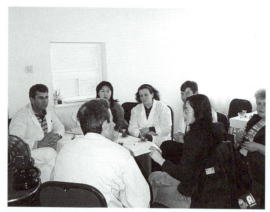

写真6　現地スタッフとの打ち合わせの様子

証明書，代理申請依頼書などでした．しかし，本人の名前で飛行機を予約したけれど，実はパスポートの名前と通称が違っていた．夫婦で苗字が異なるため，夫婦である証明を何でするのか．証明書類の文字がセルビア語とアルバニア語表記と異なるため，査証の名前と文字をどうするかなどの問題が次々と発生し，それらを関係者は自分たちの活動の終了した深夜にクリアしていきました．

　人道援助の現場では多くの人たちが「結局，1人だけしか助けられないのか」というジレンマに陥ります．ネジール君のケースの関係者たちはそのジレンマをコソボの人々と一緒に乗り越え，緊急援助が目先だけではなく，将来を見据えた活動であるためには，コソボの医師の手による治療がやがて可能となるような長期的展望が必要だと考えました．そして，コソボにおける医療の進歩と，自立への望みにつなげるために，コソボから1人の医師を研修のために日本に派遣することにつながりました．

　「たった1人」を助けることにどれほどの意味があるのかと批判されることは多く，このような活動は臆病になりがちです．しかし，「かけがえのない1人」を助けることは，やがて次の何かへとつなげていくためのスタートだと考えられないでしょうか．

3. 紛争と難民──日本とは無関係なことでしょうか？

+ 「たった1人を助けること」と，「大勢を助けること」の違いについて，考えてみましょう．
+ 「助ける」ことが自己満足とならないために，どのような心がけをするべきだと思いますか．

参考ウェブサイト
- 難民（外務省） http://www.mofa.go.jp/mofaj/gaiko/nanmin.html
- 国連難民高等弁務官事務所（UNHCR）日本　http://www.unhcr.or.jp/index.html

参考文献
- ロニー・ブローマン（高橋武智訳）：人道援助，そのジレンマ，産業図書，2000．
- 加藤尚武：戦争倫理学，筑摩書房，2003．
- 緒方貞子：私の仕事，草思社，2002．
- 緒方貞子：紛争と難民─緒方貞子の回想，集英社，2006．
- 吉田鈴香：アマチュアはイラクに入るな，亜紀書房，2004．
- 重光哲明：保健医療，救急援助と開発，NGO．現代思想27（12）：91-97，1999．
- スヴェトラーナ・アレクシエーヴィチ（三浦みどり訳）：戦争は女の顔をしていない，岩波書店，2016．
- 萩一晶：ホセ・ムヒカ　日本人に伝えたい本当のメッセージ，朝日新書，2016．
- ジャン・ハッツフェルド（ルワンダの学校を支援する会訳）：隣人が殺人者に変わる時，かもがわ出版，2013．
- ジャン・ハッツフェルド（西京高校インターアクトクラブ訳）：隣人が殺人者に変わる時─加害者編，かもがわ出版，2014．

映画紹介
- 「ブラッド・ダイアモンド」監督：エドワード・ズウィック，2006
1990年代後半のシエラレオネの内戦，ダイヤモンドと紛争，少年兵について深く考えさせられます．
- 「ホテル・ルワンダ」監督：テリー・ジョージ，2004
1994年のルワンダ内戦が舞台で，ツチ族・フツ族による大虐殺と国連の人道援助の限界について，事実をもとに描かれています．
- 「ブラックホーク・ダウン」監督：リドリー・スコット，2001
1993年のソマリアでの国連平和維持部隊が紛争に巻き込まれ，米軍が撤退する理由となる，実話の市街戦の部分を切り抜いて描かれています．

市民が紛争地に行くことの意味

　1999年，コーディネーターとして派遣された私のコソボ自治州（現在のコソボ共和国）での最初の仕事は，通訳や診療所で働く現地スタッフを探すこと，そして，国際機関との会議と診療活動の調整でした．まずは自分とその組織の活動を知ってもらい，相手の心を開いていくというコミュニケーション能力と交渉術が，やがて信頼関係につながっていきました．

　現地スタッフは，自分自身も紛争で家や親戚を失っているにもかかわらず，自らも難民として生活するなかで使命を果たそうと努力し，本当に疲労困憊していました．そのうえ，医療従事者は，悲惨な話を絶え間なく聞いてあげているだけで，自分の心のうちを誰にも話すことはできない状況でした．やがて，相互に歩み寄り信頼関係が築かれていくと，自分の愚痴や悩みを日本から来た私たちに必死で訴えるようになりました．私は，どんなに忙しくて疲れていても，診療所を訪問する際にはおいしい紅茶を持参して，ゆったりと余裕のある態度で，「いつでも話ができますよ」という雰囲気をかもし出すように心がけました．外国から来た支援者は，その国でずっと生活するわけではありません．悲惨な体験も，本当の難民生活のつらさも知らない．だからこそ，聞くことができるし，話すこともできるのだと思うのです．

　コソボでの活動中には，街のなかで食事をし，普通の市民と触れ合うことも多くありました．そんなときに，「日本人のあなたがここにいるということは，コソボで起きていることを日本の人も知っているということ？」と何度も尋ねられました．軍隊ではない普通の洋服を着た私を目にすることで，コソボの人たちは「遠い日本の普通の市民が，私たちのことを気にかけているのだ」と安心し，また，それが彼らの励みになっているということに私は気づいたのです．

　和平協定締結後，世界中から人道支援活動に来た軍隊や軍人が町中にあふれていました．しかし，空爆の記憶が生々しいコソボの母親たちは，「爆弾を落としておいて，人道援助とは何事だ．子どもたちが軍人ごっこをして困る」と，怒っていました．あたりまえのことなのでしょうが，軍服を着た軍人ではなく普通の市民が現地へ行くことの大きな意味を感じました．

4 感染症とスティグマ
——存在が見えなくなる人々へのまなざし

　世界中の看護師にとって重要な課題である感染症と差別や偏見について，国際看護の視点から学んでいきたいと思います．

【目標】
- HIV/AIDS などの感染症が偏見や差別の対象となってきた経緯を説明できる
- 社会問題としての"病い"を理解し，看護の役割について考察できる
- 輸入感染症について説明ができ，海外渡航者の予防接種の重要性を理解できる

Key Words　感染症法，HIV/AIDS，輸入感染症，予防接種

 感染症法と感染症分類

　感染症には，社会的な偏見や差別があることから，人権を尊重したうえでの看護を提供することが重要となります．歴史的に隔離されてきた感染症への偏見は，現在になっても消えることはないのです．そのなかで，日本では1999年に「感染症の予防及び感染症の患者に対する医療に関する法律（感染症法）」が公布され，それまでの法律であった伝染病予防法，性病予防法，後天性免疫不全症候群（AIDS）の予防に関する法律は廃止されました．また，2007年には上記を一部改正する法律が公布され，感染症の国際的動向を踏まえて感染症分類が見直されました．また結核予防法が廃止され，感染症法に統合されました．廃止後も結核対策は継続実施され，結核は2類感染症に分類されています．

　感染症法では，1〜5類に感染症が分類され，1類は輸入感染症としてエボラ出血熱，クリミア・コンゴ出血熱，痘そう，南米出血熱，ペスト，マールブルグ病，ラッサ熱の7つがあげられています．はたして，このような1類感染症の患者に看護職としてどのような看護を行うことができるでしょうか．まずは，どのような症状や経過をたどるのか知らなければ診断もできません．

海外渡航者の輸入感染症と予防接種

　海外渡航する旅行者や海外出張者，あるいは海外駐在として生活する人々などにみられる帰国後の感染症の症例は，時として医療従事者にとって学んだこともなければ診察したこともない，未知との出会いとなることがあります．また，日本から海外に長期滞在する人々への現地での健康管理や帰国後の対応も課題となっています．

　輸入感染症は，旅行者感染症とも呼ばれ，主に海外で感染して日本国内に持ち込まれる感染症の総称です．具体的には，コレラ，赤痢，マラリア，デング熱などがあります．このような輸入感染症は，近年の旅行者の増加とともに増加しています．

　海外渡航先が決まったら，その国や地域で流行している感染症の予防接種を受けることができます．予防接種の主な目的は，自分自身の感染を予防することです．ほかには，黄熱のように，南米やアフリカの熱帯地域において入国や乗り継ぎの際に，予防接種証明書（イエローカード）の提示を求められる国があります．

　黄熱は，蚊（ネッタイシマカ）を媒介とした感染症で，発熱，頭痛，筋肉痛，吐き気などの症状があります．黄熱の予防接種証明書の有効期限は，1回接種すると接種10日後から生涯にわたって有効です．また，2016年7月より有効期間が従来の10年から生涯有効へ延長されましたが，それ以前に接種している場合も，生涯有効ですので書類はそのまま大切に保管してください．予防接種が受けられる検疫所や医療機関は限られていますので，ウェブサイトで調べたうえで接種日の予約をしなければなりません．

　開発途上国への1か月以上の渡航や長期滞在の場合は，A型肝炎，破傷風などの予防接種が推奨されています．A型肝炎は，食べ物から感染し，アジア，アフリカ，中南米に広く存在しています．A型肝炎のワクチンは，2〜4週間隔で2回接種しますが，6か月目にもう1回接種すると約5年間有効となります．破傷風菌は，世界中の土壌に存在していますから日本でも発症しますが，特に海外でケガをする危険が大きい場合は，1回の接種で10年間は有効ですので20歳以上の方には推奨されています．また，医療機関のない地方へ長期滞在す

る場合や，野犬や野性動物との接触の可能性が多い地域については，狂犬病の予防接種も検討が必要です．

感染症とスティグマ

「スティグマ」とは，烙印（らくいん）という意味ですが，"病い"が偏見や差別の対象になることは過去にも多くありました．梅毒，ハンセン病，結核などはすぐに思い浮かぶことでしょう．そして現代では，HIV/AIDS もまた"病い"として社会に存在しています．科学がこれほど発展した現代社会で，どのような現実がそこにあるのでしょうか．

日本では，HIV/AIDS の当事者について「HIV 感染者」「エイズ患者」という表現が使用されることが一般的です．この原稿でもこの表現を使用しますが，世界では一般的には使用されていません．1983 年，デンバーでの第 2 回エイズ・フォーラムにおいて，当事者自身から「エイズの犠牲者」あるいは「エイズ患者」というラベルを貼られることに異議が唱えられました．そこで，「People/Person with AIDS，略して PWA」という表現を採用することが決議されたのです．それ以降，国際的なレポートや公的な場所では，PWA，あるいは「People Living with AIDS，略して PLWA」などが使用されています．日本語では，「HIV/AIDS とともに生きる人々」であり，これは当事者だけではなく，この時代を私たちはエイズとともに生きているのだということでもあります．

HIV 抗体検査には，誰と行きますか？

「HIV 抗体検査に行きましょう」とメディアなどで広報していますが，みなさんは誰かと一緒に出かけますか？　そして，自分の家族や友人に，検査に行くことを話しますか？　HIV/AIDS の話は，関係のない他人事だと思っていたのに，HIV 抗体検査となると自分たちに関係する現実に変わります．もしかすると今までは，検査についても考えてみたことがなかったかもしれませんが，この機会に真剣に考えてほしいのです．そう，自分のこととして．

そして，検査の結果を聞きに行き，もしも陽性だと知らされたときは，誰に相談するでしょうか？　保健所などの相談窓口や，専門家への相談を考える学生も多くいます．親や友人に相談するとすぐに考える若い世代は少ないようで

す．ここで気づいてほしいのは，風邪をひいて熱を出したときは，家族や友人にすぐに相談できるのに，HIV抗体検査の結果についてはなぜ躊躇してしまうのかです．自分でも知らないうちに，HIV/AIDSへのイメージや偏見が刷り込まれている自分自身に向き合っていかないと，このテーマはスタートできないのです．

増加し続けるHIV/AIDSと日本の現状

　世界の感染者数と死亡者数が減少し続けるなかで，日本では残念なことに，HIV感染者数とエイズ患者数は，年々増加し続けています．日本におけるHIV/AIDSの統計資料は，厚生労働省エイズ動向委員会からの報告が1984年より実施されています．2007年からは，HIV感染者数が初めて1,000件を超えて1,082件，エイズ患者418件と合計すると新規発生件数は1,500件でした．その後，2008年の1,126件をピークにHIV感染者数は1,000件以上を維持しているものの，2015年にはHIV感染者1,006件，エイズ患者428件と，合計すると新規発生件数は1,434件という状況です．

　新規HIV感染者の特徴としては，年齢別では特に20〜30代が多く，同性間性的接触が60％以上です．さらに，近年の傾向として30〜40代と60歳以上に，エイズ患者の増加がみられています．そして，都市部に集中した分布ですが，一部地域においては増加傾向がみられます．

　保健所などでのHIV抗体検査件数は伸びています．早期発見により早期の治療開始が可能となり，また感染拡大の防止にも結びつきます．HIV抗体検査の積極的な利用は，テレビのコマーシャルなどで呼びかけられています．若年層をターゲットにしたメディア宣伝効果は，検査件数の増加につながっているのかもしれません．しかし，抗体検査を奨励するためには，結果が陽性だった場合のしっかりとしたカウンセリングと，治療への不安が取り除かれている必要があります．抗体検査の奨励は，感染拡大を防ぐことには効果的でも，もし陽性だった場合，偏見や差別のない社会でなければ，1人の人間にとっては生きていけないと思うほどの苦しみを味わうことにもなりかねないのです．

国際機関と世界の状況

　1987年にWHOの一部門として世界エイズ対策計画（GPA）機関が設立され，世界的なHIV感染予防など流行拡大の抑制への努力を始めました．1990年までには世界の国々に国家エイズ・プログラムが作成されるなど，GPAは成果をあげていました．しかし，世界のHIV新規感染者数は急激な増加を続けており，専門機関による緊急の対応が必要とされ，開発途上国でこの病気と闘うための知識と技術への投資が少なすぎるのではないかと考えられていました．そこで1996年1月，UNAIDS（国連合同エイズ計画）を設立し，6つの国際機関が協働する機関として正式に活動を開始しました．6つとは，WHO（世界保健機関），UNDP（国連開発計画），UNICEF（国連児童基金），UNFPA（国連人口基金），UNESCO（国連教育科学文化機関），World Bank（世界銀行）です．

　2015年の世界のHIV感染者数（推計総数）は，3670万人であり，新規感染者数は推計210万人，エイズによる年間推計死亡者数は110万人です．この数字をもっとわかりやすく言うと，毎日，6,800人が新たにHIVに感染し，5,700人がエイズにより死亡していることになります．特にサハラ以南のアフリカの国々では，現在もHIV/AIDSの影響が深刻であり，HIV感染者と死亡者の半数以上が同地域であり，エイズが死亡原因の第1位となっています．しかし近年では，新規HIV感染者数と死亡者数は急激に減少してきました．

看護と人権の尊重について

　現在ではHIV/AIDSについて正しい知識が普及したため，日本の社会でも，日本の医療従事者もほかの疾患同様に受けとめることができつつあります．しかし，1980年代に世界中がエイズ・パニックに陥った時代には，私たち医療従事者もその偏見や差別から免れることはできませんでした．日本でも，感染症病棟でエイズ患者の看護ケアを行っているというだけで，いわれのない差別を受けることがありました．エイズ患者との接触があることは秘密にするという状況は，日本と同時代のタイでもありましたし，現在の中国でも起こりました．ケアをする看護職ですら，偏見や差別にさらされていたのです．

　では，もう一歩踏み込んで，「看護職や医療従事者は差別を絶対にしないと言

い切れるか」との問いには，どのような答えが適切でしょうか．世界の看護職の態度に関する研究結果からは，HIV感染者やエイズ患者への態度は肯定的であり，看護ケアを普通に行っていることが明らかになっています．しかし，同性愛者については否定的な態度であり受け入れがたいと思っていたり，さらに麻薬注射常習者については同性愛者よりもさらに否定的な態度の看護職が多いことがわかっています．これらは，その国や地域の状況によっても異なり，常に変化しているため，どの地域のどの時代にも普遍的な結果だとは言いがたいですが，看護職であっても社会的な人間であるということを忘れてはならないことを思い起こさせてくれます．

　幸いなことに看護には，拠りどころとなる看護倫理が存在していますので，あらためて読んでみましょう．国際看護師協会（International Council of Nursing：ICN）の倫理綱領には，「看護には生きる権利，尊厳を保つ権利，敬意のこもった対応を受ける権利などの人権を尊重することが，その本質として備わっている」とあります．さらに，「HIV/AIDSとともに生きる人々に対するスティグマや社会的な無視があり，それによる悲惨な社会的影響や健康への影響があることを遺憾に思い，的確で思いやりのあるケアを求める」と所信声明で述べられています．

社会的逸脱者とHIV/AIDS

　HIV/AIDSへの偏見には，初期の段階では死への恐怖が強くありました．未知なるウイルスが感染拡大し死をもたらすという事実は，世界的なパニックをもたらしました．その後，科学の力でウイルスも感染経路も解明されましたが，人々に広がったイメージは感染者への恐れにつながり，これを払拭するための努力には何十年もかかっています．人は病気にかかったからといって，それをわざわざ地域社会に公表する義務はありません．しかし，カミングアウトという言葉が，ある種の病気で用いられるのは，社会的に秘密にせざるをえない状況があるからなのです．

　さらに，社会において法や道徳規範に反すると判断されて社会的逸脱者というラベルを貼られた，薬物依存者，売買春にかかわる人々，同性愛者，アルコール依存者などのなかに，HIV感染者やAIDS患者が多くみられたことが，人々

の感情をより複雑にしていきました．また，HIV/AIDS を性感染症であると位置づけることにより，感染経路への侮蔑や性的な奔放さが問われるということも偏見を大きくしている一因だと言われています．HIV 感染者は，恥ずかしさと罪の意識をもつことになり，感染していない人々，あるいは少し運のよかった人々からは，自業自得だと厳しく言われたりするのです．

良いエイズと悪いエイズ

　日本では 1980 年代に血友病治療の患者に対して，非加熱製剤（血液凝固因子製剤）を使用し続けたことにより，その多くが HIV に感染することになりました．このような薬害被害者らは，裁判を起こし医療関係者などの刑事責任を追及し和解しています．皆さんは，薬害により HIV に感染した人々に対しては，どのような感情をもったでしょうか．では次に，アジアへ出張して買春した男性が HIV に感染したと聞いた場合にはどうでしょうか．さらに，その男性が婚姻関係にある妻に感染させたと知ったら．そして，この夫婦に生まれたばかりの子どもがいて，その子どもにも感染していたとしたら，どのような気持ちになるでしょうか．

　感染経路の違いだけで，私たちは知らず知らずのうちに相手を判定していることに気づきます．あるときはけしからんと顔をしかめ，あるときは可哀想だと涙するのです．しかし，感染経路が異なるだけで，まったく同じ HIV 感染者でありエイズ患者であるのです．良いも悪いも関係ないはずなのに，つい言葉に出てしまいそうになるのです．たとえば，「薬害エイズの被害者は，ほかの HIV 感染者とは違います」と，そして「夫から感染させられた妻も，まったく知らなかったのでその夫とは違います」と．感染者自身ですら，その感染経路から自分の罪の重さや，良い悪い，を考えたりするのです．

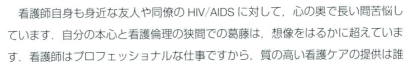

✱考えてみましょう　看護師の苦悩

　看護師自身も身近な友人や同僚の HIV/AIDS に対して，心の奥で長い間苦悩しています．自分の本心と看護倫理の狭間での葛藤は，想像をはるかに超えています．看護師はプロフェッショナルな仕事ですから，質の高い看護ケアの提供は誰

に対しても平等に行われています．しかし，私はある看護師からこのような話を聞きました．

　彼女の同僚の看護師の夫が緊急入院してエイズ発症と診断されたため，その同僚もすぐに抗体検査を受けたのです．結果は陽性．同僚はまもなくエイズを発症しあっけなく死亡したそうです．当時（1990 年代）は，治療薬も手に入らずに，同僚の看護師の何人かは，同じように夫からの HIV 感染とエイズ発症により死んでしまったのだそうです．その夫たちの多くは，買春により感染していたようです．そして彼女は最後に，「同僚の夫への看護をしているときは本当に苦しかった．自分の大切な友人をこんな目に合わせて憎らしいと思った」と言ったのです．

　はたしてこの看護師は，偏見と差別意識の強い，看護倫理に反する人なのでしょうか．世界の多くの看護師は，今日もこのような矛盾や葛藤に苦しみながらも，HIV/AIDS とともに生きる人々に寄り添い看護を提供し続けているのです．

参考ウェブサイト

　国立感染症研究所　https://www.niid.go.jp/niid/ja/
　厚生労働省検疫所　http://www.forth.go.jp/　海外での感染症などの情報
　API-Net（エイズ予防情報ネット）　http://api-net.jfap.or.jp/

参考文献

　近藤麻理：HIV/AIDS のスティグマのエビデンス．深井喜代子編：ケア技術のエビデンス，pp383-396，へるす出版，2010．
　近藤麻理：エイズと共に生きる人々と看護職者たち・1　村での生活と仕事．看護管理 14（9）：763-768，2004．
　近藤麻理：エイズと共に生きる人々と看護職者たち・2　地域社会では偏見と差別はなくなったのか？　看護管理 14（10）：881-885，2004．
　近藤麻理：エイズと共に生きる人々と看護職者たち・3　看護職者たちの想い．看護管理 14（11）：969-973，2004．
　近藤麻理：エイズと共に生きる人々と看護職者たち・4　世界の中の一人の看護師であること．看護管理 14（12）：1057-1061，2004．
　池田恵理子：エイズと生きる時代，岩波書店，1993．
　スーザン・ソンタグ（富山太佳夫訳）：隠喩としての病い　エイズとその隠喩，みすず書房，1993．
　アーヴィング・ゴッフマン（石黒毅訳）：スティグマの社会学，せりか書房，2003．

映画紹介
- 「フィラデルフィア」監督：ジョナサン・デミ，1993
エリート弁護士のアンドリューはある日，HIV に感染していることを告げられる．それを知った弁護士事務所は彼を解雇した．
- 「それでも生きる子供たちへ〜アメリカのイエスの子ら」監督：スパイク・リー，2005
ブルックリンに住むブランカの両親は HIV 感染者で麻薬常習者，そして自分も HIV に感染していた．

売買春を通して考える「自分事」「他人事」

1990 年頃の話です．日本のテレビ番組制作会社のプロデューサーとカメラマンによるタイでのボランティア団体の取材に，通訳として私が同行しました．そのボランティア団体は，バンコクで有名な歓楽街の近くにある，小さなアパートの一階に事務所を構えていました．この団体は，「女性のための女性による自助団体」で，歓楽街で仕事をしている状況から抜け出したいと決心した女性たちが，職業技術を身につけるために通っていました．そして，日本語や英語を勉強し，今よりも少しでも良い環境に身を置こうと努力していたのです．

日本人男性のインタビュアーとカメラマンは，ごく普通の質問をし，30 分程度の撮影で無事終了となりました．そのとき，機材を片づけている私たちに，「日本人に何がわかる！」と，小さくはき捨てるように 1 人の女性が言いました．

バンコクには，多くの観光客が訪れる歓楽街があります．そこで仕事をする女性たちの多くは，タイの東北部や北部の貧しい家から出稼ぎに来ているか，ブローカーにだまされて連れて来られたという状況にある人たちでした．

歓楽街で仕事をする女性たちには，「エイズの予防」と称して ID カードの所持とともに，定期的な血液検査が強制されています．しかし，このような「強制的に仕事をさせられている」女性たちの存在に目を向けるということは，非常に難しいことなのです．そこで働く女性たちは，その仕事の内容や経緯を語りません．そこでの現実については，男性が他人に漏らすことでしかわからないことから，何が起きているのかという「事実」が伝わりにくいのです．まして，生半可な気持ちで「助けたい」などと考えている人に，彼女たちが心の内を打ち明けることはまずないのです．

毎年，日本の長期休暇の時期になると，タイは日本人大学生の手ごろな旅行先となり，観光地は日本の若者たちで賑わいます．ビーチで楽しむ学生，バックパックで気ままな旅をする学生，ボランティアで田舎に行く学生など，その過ごしかたはさまざまです．

あるとき私は，何人かの長期旅行者の大学生たちと夕食を楽しんでいました．大学2年生のある青年は，タイ北部の農業援助を行っている団体に，1か月間ボランティアとして滞在していたようで，その活動のすばらしさを熱く語っていました．やがて夜も更け，お酒の勢いが増してきたのか，あるいは私以外がすべて男性だったためか，つい口を滑らせてしまい，こう言ったのです．「たったの1,000円ですよ．すっごくかわいい子たちでした．ホント，安いですよね．」彼は，覚えたてのタイ語でその少女たちに身の上話を聞いたとも言いました．「両親が病気で，お金に困っているから」と話してくれたとのことです．その少女の両親の病気が本当かどうかは別としても，そこには親のすねをかじって大学に通っているのだろう日本人青年が，アジアの経済格差のある地域で，日本円の強さの恩恵とばかりに少女を買うという構図があります．ボランティアとしてこの国にやってきて，そこでどうしようもない貧困に向き合い，援助活動をしていたであろう青年が，それでもなお，「かわいい，安い」と笑いながら話す彼が，少女を買ったという事実．

　今となっては，あの女性のための自助団体が活動を継続しているのかどうか確かめようもないのですが，その後，歓楽街が縮小していったのは，エイズ流行だけが理由ではなく，女性たちの声が少しずつタイ社会に届いたからだ，と思いたいのです．そして，あの日本からやってきた青年は，きっと，特殊なケースだったと思いたがっている私がいるのです．

5 災害と看護
──援助する側・される側というステレオタイプ

　災害が起きて被災者となる体験を理解することで，看護がどのような役割を果たせるのか考えてみましょう．減災・防災を，災害サイクルの静穏期に整えておきましょう．

【目標】
- 自然災害，人為的災害，特殊災害の特徴について説明できる
- 災害サイクルの特徴やトリアージへの看護の重要な役割を理解できる
- 援助者の心がまえと災害対応症候群の理解ができる
- 防災・減災の具体的な対策と"津波てんでんこ"が理解できる

Key Words　特殊災害，NBC災害，CBRNE，災害サイクル，トリアージ

地震の科学的予知と社会的予知

　地震予知ができたらいいなぁと，みなさんも思っていることでしょう．では，近年の天気予報のように，「明日は，○○地域にマグニチュード4.0の地震が起こるでしょう．地震の確率は，午前70％，午後45％です」とテレビで流れたとしたら，どう思いますか．地震予知は，どこまで正確であれば人の役に立ち，どこまでの誤差なら許される範囲でしょうか．

　ここで考えていただきたいのですが，地震予知が可能となった場合，何日あるいは何か月前に，皆さんは知らせてほしいと思いますか．つまり，すべての準備が整い，避難するまでに必要な時間を考えてほしいのです．次に，地震予知がはずれた場合，何日の誤差までならば許すことができますか．数時間，数日，あるいは数か月でも大丈夫でしょうか．そして，あなたがどこかの国の首相あるいは大統領だったとして，地震予知が可能であるという科学者の助言を信じて，あなたはすぐに国民に地震予知の内容を伝えますか．もしも地震が起こらなければ，あなたはどのような立場に立たされるでしょうか．

　私たちは，研究者による科学的な研究成果である科学的予知と，人々への警鐘や避難のための社会的予知の違いとそれらの限界を，しっかり理解しなけれ

ばなりません.

自然災害と人為的災害

「もう,この世の終わりかと思いました」という言葉は,災害で家族を失い,家を失った被災者のつぶやきです.どんな辞書に載っている「災害」の意味よりも,私にはこの被災者の言葉が一番心に響いてきました.災害発生時は,日本国内だけではなく海外へも援助活動のために看護職が派遣されることがあります.さらに,広域的な災害も多く,1か国だけへの救援活動ではなく,多国籍のチーム編成の場合もあります.すべての看護職が,自分が被災したときのために,あるいは一生涯に一度くらい災害援助活動にかかわる可能性があるという気持ちをもち,災害看護への準備をしておくことが必要です.

まず,どのような災害があるのか見ていきましょう.近年の日本での台風やゲリラ豪雨,それに伴う洪水や土砂崩れなどは,各地に大きな被害をもたらしていますから,他人事とは思えなくなりました.しかし,雪害や雪崩,日本に110ほどもある活火山による火山活動と噴火は,特別な地域の災害ととらえられがちです.しかし,生活している場だけではなく,出張や旅行先で災害に出遭うこともありますから,自分のこととして考えてほしいと思います.

1961（昭和36）年施行の災害対策基本法では,災害を自然災害と事故災害の2種類に分けています.自然災害では,地震,津波,風水害,火山噴火,雪害などがあり,事故災害では,大規模爆発や火事,放射性物質の大量放出などがあります.

また災害の分類には,自然災害だけではなく人為的災害である紛争やテロ,化学物質汚染なども含まれています.NBC災害は,核（Nuclear）,生物（Biological）,化学（Chemical）による特殊災害のことを示しています.近年では,CBRNE（シーバーン）と呼ばれる,化学（Chemical）,生物（Biological）,放射性物質（Radiological）,核（Nuclear）,爆発物（Explosive）を用いた人為的災害やテロの危険性が増しています.また,特殊災害には航空機,電車,トンネルなどの特殊な施設や空間における,対応が困難な災害もあります.

災害への対応は,災害拠点病院などで整備されつつありますが,1施設だけではなく地域全体での組織的な取り組みが必要となります.2005年には,厚生

労働省により災害派遣医療チーム DMAT (Disaster Medical Assistance Team) が発足しています．また，日本看護協会では登録された災害支援ナースを派遣する仕組みを整え，多くの看護職が活動に参加しています．

援助する側・される側

　被災した人たちが，炊き出しのテントの前に並んでいる姿をテレビのニュースが伝えます．被災者がインタビューに応えて，「ありがとうございます．本当に助かりました」と丁寧にお礼をのべています．このような映像を見ると，お茶の間で食事をしている私たちは，心からホッとします．しかし，「おにぎりが冷たくて，たった1個しかもらえなかった」と，空腹のせいで怒りをぶつける被災者の言葉には，「食べ物があるだけマシ，わがままよね」と温かな食事を囲みながらテレビの前で批判する人々もいます．

　被災者はこうあるべきというステレオタイプが，知らないうちに被災者を援助される側の立場へと追いやっているかもしれません．はたして被災した人々とは，援助されるだけという弱者なのでしょうか．被災者＝弱者というステレオタイプが，対等な相互の関係性や，適切な判断を鈍らせていくので要注意です．また，援助活動開始の初期の段階から，撤退時期，あるいは撤退するときの指標を決めておき，そのことを現場の被災者にも伝え，変化の激しい現場において柔軟に相互に検討することが重要となります．

★考えてみましょう★　災害時には，病院に駆けつけないと怒られますか⁉

　看護職は，災害が起きると緊急に病院に呼び出されるだろうと全職員が覚悟しています．しかし，家庭の状況や個々の被災状況は異なるため，すべての看護職が被災後すぐに職場に駆けつけるということは不可能だと思います．私は，災害看護の研修では，「年老いた家族を置いて，あるいは負傷した家族を置いて，泣き叫ぶ子どもを置いて」まで，絶対に職場に行かなければならないと思うか？　と問いかけています．この問いは，看護職の心のなかにいつも小さなトゲのように刺さっている難問なのです．でも，職場で話し合われることは，ほとんどないようです．また，職業倫理として，これは当然あるいは職務であると考える人も多

いようです.

　皆さんは，どう思いますか？　家族の状況がどうであれ，初日にすべての職員が総出で120％くらいがんばり，疲労困憊するのはあまりよい人材管理だとは，私には思えません．ですから，初日に出勤できない看護職がいても，2日目から，あるいは3日目から出てくる．そして，くたくたになった看護職たちと交代するのです．負い目を感じる必要はありません．全員が3日目くらいにいっせいに倒れてしまうような方法こそ，最悪のシナリオなのです．

　「絶対に来る」という約束などないことを，普段から同僚や上司と確認することで，災害を恐れることなく，そのときの状況によって自分にできることをすればよいのだという安心と責任感が生まれてきます．研修が終わると，「災害のときには，看護の使命があるから，家族を捨ててでも……，というように，気持ちを抑えていたことに気づきました」「小さな子どもがいるので，もしも災害が起きたときに子どもを置き去りにして，仕事に出るのかと思うと怖かった」などと，本音が聞こえてきました．災害現場では，私たち看護職もその家族も，地域の人たちも同じように被災しているのです．そして，そのかけがえのない人たちを放っておいて，病院に来ることはできない状況が起こるということを，看護職自身が一度真剣に話し合わなければなりません．

災害サイクルの特徴と看護にしかできない配慮

　自然災害に関する災害サイクルは，一般的に災害発生から72時間程度を超急性期，その後1週間程度までを急性期，1か月程度を亜急性期，その後の3年間を慢性期，そして静穏期と区分され，これらが周期的に繰り返されています．

　急性期においては，被災者の避難生活の状況を迅速に情報収集し，その多様性に対応して環境を整えていくことが重要です．しかし，多重課題に短時間で緊急対応することは無理ですので，被災者には一律平等に援助を行うこととなります．そのため，配給される食料がすべて同じおにぎりやパン，弁当になることが多くありますが，これらは極めて平等で効率的な援助であると言えます．

　そこで，平等に食料が配給された後に，看護の個別ケアがとても重要な意味

をもつのです．この時期の被災者は，家族の安否が確認できると，安心して眠ることのできる場と食事の確保が重要となります．しかし，乳幼児は大人と同じ食事でよいでしょうか．あるいは，高齢者はどうでしょうか．減塩食やアレルギーなどの特別な食事を必要とする人は，自ら特別食を要求することはみんなが困っている状況では言い出しにくいものです．さらに，図5のように，災害時に必要な情報収集ができない，判断が難しい，行動が起こせない人々に対して，看護職は十分な配慮が必要です．急性期の活動の落とし穴は，多くの人々を迅速に効率よく助けるという大義名分が優先され，1人ひとりへの配慮が大きく欠落することかもしれませんから，看護がそこを補えるように努力しましょう．

また，災害時の困難を想像すると，普段めがねやコンタクトレンズを使用している人にとっては，装着していないときに突然起きる深夜の災害での避難は，使用しない人よりもっと大変になります．また，地震やほかの災害を経験したことのない外国人にとっては，何が起きたのかどのように行動したらよいのかわからないことばかりだと思います．親と同じ場所にいなかったときに，災害にあった子どもたちも同じでしょう．そして，長期的な通院による病気治療中の人にとっても，自宅療養で呼吸器を使用している人も，常日頃から災害への

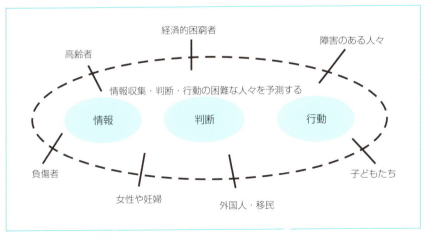

図5　配慮すべき対象

第2章　現場で何が起きているのか──多様性のなかで生きる私たち

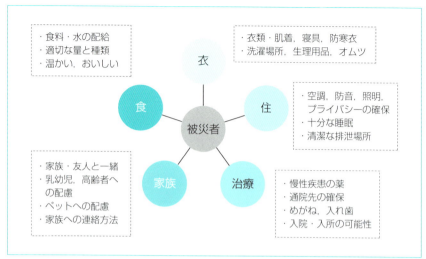

図6　安心して生活できる環境を整えるために

備えはしていても，そのときに予備の薬やバッテリーが準備できていないこともあります．さらには，女性はおしゃれや外観に敏感です．入れ歯がないことで顔が変わり，避難所などに行きたくない高齢者もいます．季節によっては，クーラーが欲しい，温かいお味噌汁が飲みたいなどの要望も出るでしょう．みなさんは，どこまでをわがままだと思いますか．「もし自分自身が」と想定して，考えてみましょう．

　災害から1か月程度の亜急性期から慢性期においては，慣れない避難所生活や自家用車での暮らしが長くなると，体力や気力が衰えてきます．避難所での集団生活で，安心して生活できる環境を整えることも，重要な役割です（図6）．特にプライバシーの確保，防音，照明に配慮することで，安らかに眠ることができます．

　特に，集団で利用するトイレの衛生状態は重要です．トイレが不潔で使用したくないと思うと，排泄をしないように水分や食事を控えることになり，慢性疾患の悪化や身体への影響がすぐに表れます．このような環境への配慮は，健康に大きく影響していることを，災害時には特に意識する必要があります．たかがトイレが汚いくらい，とは言えないのです．また，高齢者は夜間のトイレ

を遠慮して水分を減らすことがありますから，トイレに行きやすい場所や施設で過ごせるように最初から配置を整えることも重要です．また，被災者は外から来るボランティアや専門家の様子をしっかり観察しています．救援活動をしている看護職は，被災者に気を使わせるようでは本末転倒です．同僚や仲間との良好な人間関係のなかで，身体的にも精神的にも健康を維持して笑顔で活動しましょう．

　災害発生の直前までは静穏期ですが，この時期には防災と減災のための準備をしておくことが，災害時に生き残る大切な条件になります．自分が生き残るだけではなく家族や地域の人々も無事でなければ，安心して看護が提供できる状況ではありません．自分が被災するかもしれないという危機感をもったうえで，当事者として災害看護を学ぶことが，すべての看護職に必要な災害時の対象者理解につながると思うのです．特別な看護職だけの災害看護というとらえかたではなく，すべての看護職に必要な知識と実践であると自覚しましょう．

避難場所と"火事場どろぼう"

　被災した際に避難する場所や環境は，多様です．メディアでは学校の体育館がよく映されているので，看護職が援助する人々は，病院や体育館にいるとの思い込みもあるようです．図7を見るとわかるように，家を中心として可能な限り家を離れたくない人々もいます．その理由には，破損や倒壊した家の安全が保障されていないことにより，貴重品や金品を盗まれる心配があるからです．被災者が，犯罪に巻き込まれることを恥と思い，誰にも相談できないまま，二重の苦しみを味わっているケースがあることを知っておきましょう．人は，安全と安心が得られない限り，家から離れたくないのが心情です．

　また，避難場所としての自家用車の利用が増えています．広場や駐車場などに集まり，協力して避難生活を送る人々もいます．避難所として利用される体育館には，食料や水，日用品などはすぐに届きますが，離れている人たち1人ひとりに届けるには多くの時間がかかります．そのため，どこで食料や水が手に入るかという情報を，多様な場所で避難している人々に伝える必要があります．看護職は，被災者の健康状態を知るために，病院で待っているだけではなく，地域を巡回することが重要な仕事になりますので，巡回中に情報を伝達す

第2章　現場で何が起きているのか——多様性のなかで生きる私たち

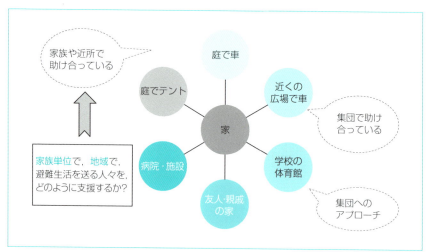

図7　皆さんは，どこに避難しますか？

るという大きな役割も担うことになるのです．また，車中泊が続くことでエコノミークラス症候群とも呼ばれる肺塞栓症が起きやすくなり，その予防が重要となります．水分摂取，座位の姿勢で長時間すごさないなど，下肢のむくみや深部静脈血栓症の予防と対策を被災者と一緒に考えましょう．

　一方で，ニセ医師や看護師をはじめとする詐欺事件も多く発生しています．専門職ボランティアの個人的な参加があまり歓迎されない理由はこのような詐欺を防ぐためでもあります．屋根の防水のためのブルーシートを法外な値段で忘れた頃に請求してくるなど，ボランティアを装った詐欺もあります．多様な人々と連携して広範囲に行う救援活動ですが，まずは私たちがしっかりと見極め，被災者が被害に遭わないように協力しましょう．

「津波てんでんこ」で生き残ることを学ぶ

　「津波てんでんこ」あるいは「命てんでんこ」という言葉を聞いたことがあるでしょうか．これは，三陸地方での言い伝えで，一家全滅を防ぐためにも，津波が来たときにはてんでんばらばらで逃げろ，という教訓として言い伝えられてきた言葉です．私たちは，この教訓を活かすことができるのでしょうか．家族が助け合うのではなくバラバラに逃げるとは，なんと残酷な教訓かと思うか

5. 災害と看護──援助する側・される側というステレオタイプ

もしれません．しかし，考えてみるといつ，どこで地震にあうかわかりませんから，それぞれにいる場所からいちばん近くの高台に1人ひとりが必死で逃げるしかないのです．

買い物中，学校で授業中，海岸で遊んでいるとき，仕事中，睡眠中などさまざまな場所と時間を想定して，逃げる場所を家族で話し合っておく必要があるのです．そうすると，家族みんながしっかり逃げていると信頼できるので，初めて自分も逃げられるのです．親はどうしても子どもが心配になり，海辺の我が家を目指すかもしれません．そして子どもも，親が迎えに来るかもしれないと待つかもしれません．これは，絆や愛情が深いために起こることですが，それこそが被害を大きくしている可能性もあるのです．ですから，このような"もしも"のときの話を，静穏期である時期にじっくりと時間をかけて話し合うことの重要性に気づくことが大切です．「津波てんでんこを知ってる？」という言葉から始めてみましょう．

 ## 災害対応症候群　──援助者が，隠れた被災者になる

災害現場に派遣されたあらゆる人々は，「災害対応症候群」に知らず知らずのうちに罹っている可能性があります．私自身も，緊急救援現場での高揚した精神状態は自覚しています．最も危険なのが，自分にしかこの援助はできないと思い込み，活動時間を超えて休みなく働き，過剰な援助や関与になってしまうことです．そして，日常生活の何よりも充実感を覚えて，そこに居続けてしまうことです．まさか自分は，そんなことにはならないと思っているかもしれませんが，これはよく起こることなのです．最後には，「いつ帰るの？」と被災者に言われて激怒する援助者もいます．自分はよいことをしているのに，迷惑そうに帰れと言うとはなにごとだ，というわけです．使命感の強い看護職であれば，その症状は重くなるかもしれません．

災害現場は，日常とはまったく違う状況であるために，通常よりも高揚した精神状態が続きます．ですから，自分でも知らないうちに頭の回転や判断力が平常よりも冴え，活動時間を超えても元気いっぱいで，「私がやるから！」と張り切って，寝食も忘れて働こうとする人がいます．そして，気持ちの余裕がなくなり，イライラして攻撃的な言葉が目立つようになります．そのうち，「それ

は，私にしかできない」「仲間には任せられない」と思い込むようになります．しかし，「日常生活の何よりも充実感を覚える」という気持ちになった頃には，身体の限界によりバタンと倒れてそのまま寝込んでしまう場合もあるのです．

　このような1人での暴走である災害対応症候群に罹らないためには，次のようなことが大切です．まず，健康維持として休養や睡眠をとるときに，ほかの仲間に申し訳ないなどの罪悪感をもつことなく，休養も仕事だと思ってまじめに休むことです．そして食事は，体力をつけるためにも，仲間と語り楽しむためにも重要なのでおろそかにせず，おいしいものをしっかりといただくのです．「被災者の人はおにぎりしか食べていないのに，私たちだけおいしいものを食べて，楽しそうに笑い合っているなんて」と，罪悪感にさいなまれる人もいるのですが，被災者と救援者は違うのです．そして，被災者だって楽しそうに笑い合っておにぎりや，手に入ればおいしいものを食べてもよいのです．

　災害現場に派遣された経験者のなかには，現地での活動を語りたくないと思っている人もいます．それは，死別の悲しみとともに生きている人々に寄り添うことで，自分自身も悲しみのどん底に落ちてしまったり，被災者に対して何もできなかった，役立たなかったとの無力感や罪悪感を抱いていることもあるからです．このような感情は，現場での仲間たちとの語り合いのなかで，感情を表すことで薄らいでいくものですが，お互いに余裕がなく，せかせかと活動だけに集中していると，活動終了後や長期派遣の場合は途中から症状が表れてきます．

　海外での生活を1，2年経験すると，日本社会への適応障害を起こすことがありますが，たとえ短期間であっても災害現場という異常な状況から，普通の日常生活や職場に戻るにはやはり時間がかかります．活動中の出来事を話したいことだけほかの人に伝えること，一緒に活動した気の合う仲間と会って心情を吐露することなどで，あとは時間の経過とともに自然に回復すると言われています．しかし，それでもストレス反応やうつ，睡眠障害などの症状が強くなり回復しない場合は，専門家の援助を受けることが大切です．近年の災害現場では，ボランティアの受け入れも進んできていることから，援助者が「隠れた被災者」となる可能性について，看護職は十分に理解する必要があります．

5. 災害と看護——援助する側・される側というステレオタイプ

看護の視点からのトリアージ

　災害現場から医療機関への搬送は，限られた人数をピストン方式で運ぶことになり，一度に大勢を運ぶことはできません．さらに，搬送先病院では医療従事者，薬品などが通常よりも不足し，手術室や検査は込み合いますので，必然的に順番待ちが生じます．そのためトリアージは，災害時に多くの患者の重症度あるいは軽症度を見極め，治療の優先順位を決めるためには，非常に有効な方法であると考えられています．

　トリアージに使用されるタッグは，上部に情報を書き込む白い部分と，下部には上から黒，赤，黄，緑の4色の部分があります（写真7）．この4色の意味は，表6のとおりです．トリアージ・タッグの装着部位は，右手の手首ですが，それが創傷などで無理な場合は左手へ，そして上肢が無理な場合は，右下肢，左下肢，そして頸部の順となります．

　日本の社会にもずいぶん認知されてきたトリアージという方法ですが，同時にさまざまな批判の声も出てきています．たとえば，トリアージ・タッグで黒とされたために後回しにされたが，救急搬送をしていれば生きていたのではな

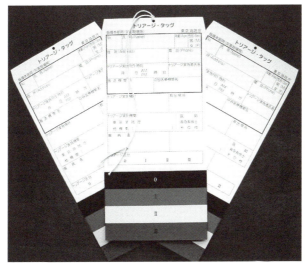

写真7　トリアージ・タッグのサンプル

表6 トリアージ・タッグの色の意味

色	意味
黒	すでに死亡，あるいは救命できないほどの状態
赤	治療がすぐに必要な状態
黄	数時間治療を待っても，生命には影響しない状態
緑	当面は治療をしなくても大丈夫な状態

いか．黄の場合は，長時間にわたり痛みを我慢しながら，現場や病院の玄関先で放置されたという体験があります．さらに，多くの病院がすぐ近くにある東京都心部では，どのくらいの規模の災害や事故に対してトリアージは必要なのかについても議論されています．

通常の外来や救急でも，受付をすませた順番よりもやはり重症者を優先するため，看護職は自然に優先順位を診断しています．しかし，トリアージという形式や言葉が優先されると，形式に準じようとすることはないでしょうか．そのため，トリアージによる黄と緑の判断については，病院に搬送されたとき，積極的に看護職が看護ケアを行うことが重要だと思います．治療までの待ち時間が長い場合でも，看護職が洗浄・消毒やケガの状態を確認し，可能な限りの処置を行うことはできます．看護には看護のトリアージがあってよいと思うし，それを被災者の立場から私たちが考えて実践していくことが，災害時の看護だと思うのです．医療チームのプロフェッショナルとして，看護独自の実践で災害看護が発展することを期待しています．

参考ウェブサイト
- 災害看護―命を守る知識と技術の情報館　http://www.coe-cnas.jp/
  兵庫県立大学看護学部のCOEプログラムのウェブサイトで，災害看護に関する情報はほとんど網羅されています．ぜひご覧ください．
- 防災情報のページ（内閣府）　http://www.bousai.go.jp/
  日本国内のあらゆる災害や防災についての情報があります．ここから，ほかの省庁のウェブサイトへのアクセスも可能です．
- 災害看護（日本看護協会）　https://www.nurse.or.jp/nursing/practice/saigai/index.html
  日本看護協会における災害支援ナース派遣の仕組みや，研修制度などが掲載されています．

参考文献
- 外岡秀俊：地震と社会 上・下，みすず書房，2000.
- 特集＝災害．現代思想34（1），2006.
- 外岡秀俊：3・11複合災害．岩波書店，2012.
- 磯田道史：天災から日本史を読みなおす—先人に学ぶ防災．中公新書，2014.
- 金菱清：震災学入門．ちくま新書，2016.
- 広瀬弘忠：人はなぜ逃げおくれるのか．集英社新書，2004.
- 片田敏孝：人が死なない防災．集英社新書，2014.
- 山村武彦：新・人は皆「自分だけは死なない」と思っている．宝島社，2015.

身だしなみの気持ちも大切に

　私の友人たちと，災害で被害を受けたらどこに避難するかと話していました．そのなかの1人が，「私は化粧品を持って避難できなかったら，どこにも行かない」と言い張ったのです．「それって，スッピンだから逃げないってこと？」と聞くと，「そう，スッピンを皆に見られるくらいなら，死んだほうがまし」とのことでした．なんとまあ，とみんなであきれたのですが，スッピンでコンビニに行くのは嫌だと言う人もいますから，「災害だからあきらめなさい」とは言えません．

　そういえば難民となった女性たちが，トイレの割れた鏡の小さなかけらの前で，長い時間，手ぐしで髪をなでていたのを思い出します．髪をとかして，口紅だけでも塗ることができたら，きっと明るい表情になってくれたのかもしれない，と私は帰国後に気づいたのでした．

　つい忘れがちになるのですが，人前に出るときの最低限の身だしなみは，災害時であろうと誰しもが気にかけているのです．援助する側はついつい，「命が助かっただけでもいいじゃないですか」とか，「今は，外見を気にしている場合ではなく，まずは食料の確保です」と言いたくなるものです．安全確保や食料のほうが大切なことはわかっているのですが，それでも，身だしなみも同じくらい人間の尊厳として大切にされるべきなのでしょう．

6 健康格差と世界の貧困
——貧しい人たちとは，誰か

　世界が抱える貧困や経済格差の問題について考えてみたいと思います．はたして，世界の看護職は一枚岩となって貧困問題に取り組むことができるのでしょうか．

【目標】
- 国際貧困ラインの1日1.90ドル未満の生活について考えることができる
- アパルトヘイトとその歴史について理解できる
- フェアトレードについて説明できる

Key Words　健康格差，フェアトレード，アパルトヘイト（人種隔離政策）

 国際貧困ラインと貧困層

　ミレニアム開発目標（MDGs）の第1目標には，極度の貧困と飢餓の撲滅が掲げられ，目標値として2015年までに1日1ドル未満で生活する人々の比率を2000年の半分にするとありました．このときに使用された世界銀行（World Bank）の国際貧困ラインは，その後2005年には1日1ドル25セント未満，さらにMDGs達成年の2015年10月には，1日1ドル90セント未満と発表されています．そして2022年9月には，1日2ドル15セント未満に引き上げられました．

　世界の貧困層は，1990年には19億5800万人（貧困率37.1％）でしたが，2012年には8億9600万人（貧困率12.7％）までに減少しています．MDGsへの取り組みの成果とも考えられますが，達成年の2015年には，サハラ以南のアフリカが世界の貧困層の約半分を占めていました．さらに，中東や北アフリカ地域では，紛争や政情不安により，信頼できるデータが入手困難な地域が多くありました．世界的な取り組みにより減少しつつある貧困層ですが，グローバル経済の成長の鈍化，紛争やテロに脅かされている国や地域の存在，若者の高い失業率，自然から採取されただけの一次産品の輸出に依存していることなどが，貧困の撲滅への懸念材料だと考えられています．

貧困問題の解決の糸口は，まずは仕事を創出することですが，そのための長期的視点として，学校，保健・医療の整備，道路・電気などの社会インフラ整備が重要となります．学校教育の充実には，教師の養成，学校給食が欠かせません．保健・医療については，施設整備と医療従事者の養成とともに，妊産婦への母乳育児と栄養指導，子どもへの予防接種などが必要です．貧困とは，経済の問題だから看護には関係ないと私たちは思いがちです．しかし，社会の安定と教育や医療などの充実が貧困撲滅への鍵であるととらえ，看護にとって貧困問題とは，健康にかかわる重大な課題であると再認識する必要があると思うのです．

世界の健康格差

　近年のグローバリゼーションの波は，米ソ（米国とソ連：現ロシア）の冷戦構造が終焉した後から，世界の政治や経済に大きな変化をもたらしてきました．IT（あるいはICT）などの情報通信技術の分野では，デジタルデバイド（情報格差）も生み出しています．これは，先進国と開発途上国の経済格差が，そのままIT利用の格差とも重なり，貧富の差を拡大すると予測されています．2008年には，金融危機と世界経済の破綻という波が世界を襲いました．それとともに中国の驚異的な経済成長は，現在では鈍化しているといわれています．また，国内における都市と地方の格差も注目されるようになりました．

　日本では，健康格差はまだ大きな問題になっていないかもしれません．しかし，日本と同じ先進国である米国の状況を見ると，その家族の収入すなわち経済力が，誰かが病気になったときの治療費の支払い能力に直結しており，医療費に無頓着な日本人は，命を救うにはお金がかかるのだということに驚きとともに気づかされます．人の命をお金と一緒に天秤にかけることはできませんが，世界では経済的あるいは社会的な格差が，治療や健康に影響していることも事実なのです．たとえば，性別による不公平な健康格差が続いている女性たち，また，少数民族や子どもなどが劣悪な環境での労働により健康状態が悪化するなど，社会的要因からなる健康格差があります．このような社会的要因は，改善することが可能なためMDGsや持続可能な開発目標（SDGs）により，世界中が協力して取り組んでいるのです．その一方で，遺伝的な生物学的要因によ

る疾病の発症率などの特徴もありますが，これらは健康格差ではなく生物学的差異として認識されています．

さて，日本の将来は，何が要因となって健康格差が広がっていくと思いますか．

2009年6月，第24回国際看護師協会（International Council of Nurses：ICN）4年毎大会は，南アフリカ共和国のダーバンという都市で開催され，アフリカ大陸においては初めての開催となりました．私はこの大会に参加して，アフリカ大陸の人々の状況や世界の貧困について，看護が強いネットワークと意志をもち，真剣に取り組む必要があると考えるようになったのです．しかし，そのためには社会的要因による格差の歴史的背景を知る必要があることも知りました．

南アフリカ共和国のアパルトヘイト（人種隔離政策）の歴史

ここでは，南アフリカ共和国で1948年に法制化されたアパルトヘイト（人種隔離政策）を通して，健康格差について考えてみたいと思います．人種隔離政策のもとでは，異なる人種の恋愛や結婚は許可されていませんし，居住区域も制限を受けていました．さらに，私たちには想像もつきませんが，レストランやホテル，公園や電車・バスなどの乗り物もすべて白人と白人以外に分離されていました．ですから，黒人が白人専用の場所に立ち入るとすぐに逮捕されていたようです．日本人は，人種的には白人以外に属しますが，1961年から「名誉白人」として扱われていたことはご存知でしょうか．これは経済上の理由からですので，白人との結婚や，人種の異なる人たちが同じ地域で暮らすことは，名誉白人である日本人にも許されていませんでした．

世界全体を見ると，人種隔離については，決して南アフリカ共和国だけが行っていたわけではありません．たとえば，米国にも似たような歴史があり，1964年に公民権法が制定されたことで，法律上の人種差別は終わりを告げています．それから44年後の2008年には米国初の黒人の大統領であるバラク・オバマが就任しました．世界中の人々が就任式の様子をTV映像を通して見守りましたが，どれほどの感動のなかでオバマ大統領が就任したのかは，私たち日本人に

は理解しがたいかもしれません．

　南アフリカ共和国のアパルトヘイト政策に関しては，国連による厳しい経済制裁が加えられ，日本もそれに従い経済制裁を続けていました．さらには，高まる反アパルトヘイト運動の世界的な動きを受けて，ついに 1991 年，デクラーク大統領がアパルトヘイト法を廃止しました．その後，1994 年 4 月にはすべての人種が参加した総選挙が実施され，ネルソン・マンデラが南アフリカ共和国初の黒人大統領として就任しました．その前年の 1993 年には，デクラークとマンデラはともにノーベル平和賞を受賞しています．

　このような時代にも，看護職は看護ケアを実践していたはずです．ICN の倫理綱領の前文には，「看護ケアは，年齢，皮膚の色，信条，文化，障害や疾病，ジェンダー，性的指向，国籍，政治，人種，社会的地位を尊重するものであり，これらを理由に制約されるものではない」とあります．しかし，アパルトヘイトのような法律があった場合は，多様な人種からなる看護職はどちらの倫理に従うことが正しいのか悩んでいたはずですし，そこから解放された現在も悩み続けているのではないかと思うのです．

貧困削減の特効薬はあるのか

　ポール・コリアーの『最底辺の 10 億人』を読むと，貧困の要因として，政府や社会的指導者による無策が考えられ，このような不安定な政府のもとで紛争や内戦が拡大していくこと，海に面していない内陸国であること，熱帯特有の伝染病や HIV/AIDS の増加，価値ある天然資源の発見ですら紛争への引き金になることなどがあげられています．

　そして，貧困削減への取り組みとして，近年注目されているフェアトレード（公正取引）は，日本では 2000 年頃から一般にも広く知られるようになってきました．フェアトレードの目的は，団体や組織により異なりますが，主に開発途上国や貧困に苦しむ地域の原料やそこでつくられた製品を，適正な価格で購入することにより貧困を削減し生活改善することです．一方的な従来型の援助活動よりも，貿易相手として対等で公正な関係性が可能になるかもしれませんが，容易にグローバリゼーションの波に巻き込まれる弊害も考えなければなりません．

現在までに貧困削減の特効薬は，まだ発見されていないようです．というよりも，世界は本気でそのような特効薬を見つけたいと思っているのでしょうか．このまま先進国は，経済的に優位な立場でいたいと願っているかもしれません．みなさんの本音は，いかがでしょうか．最後に，『世界で一番貧しい大統領のスピーチ』（汐文社，2014）で有名になったホセ・ムヒカ，元ウルグアイ大統領の言葉をご紹介します．「貧乏な人とは，少ししかものをもっていない人ではなく，無限の欲があり，いくらあっても満足しない人のことだ．」

★考えてみましょう★ 住民自身が命を守る救命救急研修

　多くの国々では，交通事故などで外傷を負っても，病院に患者が搬送されるまでに時間がかかり，助かるはずなのに救えなかったというケースが多くあります．そのため，病院に搬送され医師から救命処置を受ける前の状態，つまり事故の現場に，最初に駆けつけた救急隊員（または救命に携わる人）たちへ研修を行うことで，救命率を向上させようという発想からPHTLS（Pre-Hospital Trauma Life Support）研修は始まりました．

　この研修は，医師，看護職などの医療職だけではなく，救急隊員，消防士，警察官，また一般の市民も参加が可能です．そして，ここを修了した人には，認定資格が与えられます．次の段階として，彼らは「PHTLS研修インストラクター資格」の受講者となり，このコースを修了すると「認定インストラクター」として，無償でPHTLS研修の指導ができます．

　医療従事者を対象とした，病院のなかでの救急の技術を磨く，という発想から，このPHTLS研修を一次救急の基本として，病院に搬送されるまでに救命がなされるよう，「まっ先に救命に携わる人，つまり地域の住民が自分たち自身の命を守る」という発想への転換点にきているのだ，と言えるでしょう．その研修は，実際の交通事故を想定した現実的で実践的な内容で，ただ講義を聞いたり，演習を見学するというようなコースではありません．自分で走り，動き，汗を流しながら繰り返し身体で覚えるという内容の訓練でした．

　南米ボリビアの第二の都市サンタ・クルスには，日本の無償資金援助で建設された公立の「日本病院」があります．この病院は救命救急などの高度医療設備を

整えていますが，このような施設は，都市部の私立病院などに偏っていますし，医療を受けられる人もまた限られています．

　今回の PHTLS コースを受講したのは，サンタ・クルスと第三の都市コチャバンバなどの病院に勤務する医師 48 名でした．PHTLS コースの意義は，救急の現場に真っ先に駆けつける救急隊員や住民に救命救急の技術を広げていくものだと書きました．しかし，このような活動を広げるためには，まずコースの講師を養成することが必要となるため，初回は講師となる医師を対象としたようです．

　この PHTLS コースは，サンタ・クルス医師会館を借りて 2 日間行われ，早朝から陽が暮れるまで行われました．

　第 1 日目の朝からプレテストを実施し，最終日にまったく同じ筆記試験と実技試験を行います．最初の結果と比較すれば，この研修の成果が明らかになるわけです．試験の内容は，救急医療に関する基礎知識，そして事故を起こした自動車からケガ人を救出する実技試験です．これは，4 人 1 組のチームで時間制限を設けて行います．研修を受ける前の実技試験ですから，いきなり教習所で「自動車を運転してみろ」と言われているようなものです．チームワークも成立していないままにタイムアウトとなり，その場に呆然と立ちつくす姿が目立ちました．もし，これが本当の交通事故の現場だったら……と．

　助けたいと強く思う気持ちはあっても，そこに知識や技術が伴わなければ，助かる命も助からないことに，受講者たちはショックを受けるのです．このような研修への強い動機づけが初日にあるために，2 日間の厳しい研修にも全員が耐えられるのでしょう．具体的な実技演習では，グループごとに事故車からの救出，気管内挿管，頸椎の固定法，乳幼児の固定法などのデモンストレーションを講師から受けます．

　たとえば，会場の裏庭では交通事故の外傷者救出を想定した準備がされています．自動車の中には，血を流したケガ人役が，運転席にうつ伏せになって倒れています．受講者 4 名は，車のドアをいかにしてこじ開けるかから始まり，正確な判断によるチームワークによって搬出時間を短縮していきます．ケガ人役は，体に触れられると迫真の演技で苦しそうな悲鳴をあげています．これは実技演習であり，演技だとわかっていても，実際の現場以上の緊張感が漂っていました．ま

た，気管内挿管の訓練もあり，病院や医療従事者の人数が圧倒的に不足している地域では，とても有用な手段だと考えられています．

　このような救命救急は，開発途上国や高度医療の恩恵を受けられない地域だけで有用というわけではありません．命を落とす人が1人でも減少するよう，さらに救命救急研修を地域住民にまで広げる意味でも，状況の異なる国々で，形や目的を変えて実践可能だと思うのです．日本では，JSISH（日本医療教授システム学会）がPHTLS研修を実施していますが，医療従事者にもあまり知られていないようです．地域で暮らす住民に近づいた医療を，もう一度住民自身とそして私たち看護職も考えていかなければと思いました．

- 住民自身が自分たちで，救命のための努力をすることについてどう思いますか．
- このような救命救急研修の普及に，医療従事者が積極的にかかわっていることについてどう思いますか．

参考文献
- 池田香代子：世界がもし100人の村だったら，マガジンハウス，2001．
- くさばよしみ：世界で一番貧しい大統領のスピーチ，汐文社，2014．
- ジェレミー・シーブルック（渡辺景子訳）：世界の貧困，青土社，2007．
- ジェレミー・シーブルック（渡辺雅男訳）：階級社会—グローバリズムと不平等，青土社，2005．
- ポール・コリアー（中谷和男訳）：最底辺の10億人，日経BP社，2008．

映画紹介
- 「スラムドッグ＄ミリオネア」監督：ダニー・ボイル，2008
  現在のインドの貧困を，クイズ番組で賞金を獲得したインドのスラム街で育った少年の生い立ちを通して知る．アカデミー賞など世界で多くの賞を受けた作品．
- 「マンデラ —自由への長い道—」監督：ジャスティン・チャドウィック，2013
  南アフリカ共和国で初の黒人大統領となったネルソン・マンデラの自伝を映画化した作品．
- 「マンデラの名もなき看守」監督：ビレ・アウグスト，2007
  27年間に及ぶ刑務所において，ある白人看守との出会いを描いている．

第3章

見て! 聞いて! 体験する!
国際協力への理解を深める

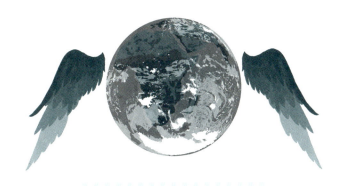

1 どこで何を学ぶか
——情報収集の重要性

　近年，専門学校や大学で国際看護の講義を受講することは，ずいぶん身近なことになってきました．しかし，大学院レベルでは発展してきたものの，学部レベルでの充実した講義や海外研修を実施している教育機関は少ない状況です．専門学校での講義も増えてきましたが，ここでは大学の学部教育，そして大学院についての情報やその収集方法について，お話しようと思います．

✈ 日本の学部・大学院で学ぶ

　日本の大学では，国際看護の専任教員がいて国際看護を講義している場合と，非常勤講師が講義する場合があります．国際看護の科目が設置されていない大学も，まだまだ多くあります．専任の教員がいる場合には，海外研修やスタディツアーの機会を大学が提供していることが多く，そのほとんどは，国際交流を進めている大学間で，夏休みなどに1週間程度の海外研修を実施するというものです．また，交流している外国の大学生が日本で研修を受けることもあります．このように，国際看護の専任教員がいる大学であれば，あなたが在学中に実践的な国際看護の多様な学びを得る機会はより高まるといえます．さらに，専任教員の経歴についてもしっかり調べておきましょう．海外のどの地域で活動した経験があるのか，その活動内容などから，自分の知りたいことや将来につながるか検討してください．

　大学院進学を考える方は多くなってきましたが，言語能力向上や異文化での適応力を身につけるためには，海外への留学を勧めます．欧米は学費も生活費も高くなりますが，アジアやアフリカなどの開発途上国と言われている国々で学ぶと，費用が日本よりも安価になりフィールドにより近い学びが得られて一

表7 日本で国際協力に関連する活動や学問を学べる機関

名称	コメント
国立研究開発法人国立国際医療研究センター国際医療協力局 http://kyokuhp.ncgm.go.jp/index.html	国際保健基礎講座（全10回），国際保健医療協力研修（講義・フィールド研修）などもあります．
長崎大学熱帯医学研究所 http://www.tm.nagasaki-u.ac.jp/nekken/	熱帯医学研修課程（3か月）の短期コースもあります．
国際開発高等教育機構（FASID） http://www.fasid.or.jp	修士課程の国際開発プログラムがあります．短期コースは，PCM，HIV/AIDS，社会調査などがあります．

石二鳥です．それでも，どうしても外国に留学できない理由は多くあると思います．その場合は，日本で探してみましょう．現在では，多くの看護系大学に，修士課程や博士前期・後期課程が設置されています．

たとえば，兵庫県立大学では，地域ケア開発所，WHO研究協力センターなどが設置されていて，国際的な講演会や学会なども多く実施されています．また，災害看護も学ぶことができるのが特徴です．多くの大学で国際看護の科目が設置されていますので，インターネットで検索してみてください．なお，専任教員が変わることがありますので，その教員がどの大学に移ったかチェックする必要があります．大学名だけで選んでいては，国際看護を学ぶ機会を失いかねません．また，各大学では学部・大学院での科目履修制度がありますので，自分が受講したい科目のみを受けることができます．これも調べて利用してみましょう．

もちろん，看護系の大学だけではなく，自分の学びたい分野があれば，そのことを学ぶことが可能な機関を，日本や外国で探してみましょう（表7）．

✈ 外国の大学院で学ぶ

外国の大学で看護学部を見つけて，国際看護や異文化看護のコースが設置されていれば，担当教員とコンタクトをとってみましょう．みなさんの周りに，海外の看護系大学で学位を取って帰国している友人や知り合いがいれば，その人から話を聞いてみるのもよいでしょう．ここでは，国際協力の関連分野の学

第3章 見て！聞いて！体験する！――国際協力への理解を深める

表8 国際協力に関連する学問が学べる外国の大学

大学名・学部・専攻（国名）	コメント
Mahidol University, ASEAN Institute for Health Development (AIHD), Master of Primary Health Care Management (Thailand) http://www.aihd.mahidol.ac.th/en/	タイ国マヒドン大学，Salayaキャンパス内のAIHDにある大学院修士課程です．日本人は約43名が修了しており，世界中から学生が集まってきます．
University of London, School of Hygiene & Tropical Medicine (England) http://www.london.ac.uk/2390.html	大学院のコースだけではなく，30近いショートプログラムが1週間程度で実施されています．まずは，こちらに参加．
Johns Hopkins Bloomberg School of Public Health (USA) http://www.jhsph.edu/	世界中から公衆衛生を学びたい学生が集まってきます．
Harvard School of Public Health (USA) http://www.hsph.harvard.edu/index.html	米国で最初に設立された公衆衛生大学院で，日本人修了者も多いです．
University of Bradford, School of Social and International Studies (England) http://www.bradford.jp/pro_peace.html	平和学（紛争解決・安全保障）について学ぶことができ，日本人修了者も多いです．このウェブサイトは日本語です．

問を学べる外国の大学を取り上げてみました（表8）．自分の学びたい内容かどうかは，しっかりとウェブサイトを開いてチェックしてください．特に，学費や滞在中のドミトリー（寮）の有無などは重要です．

　また，先進国で学ぶことだけを考えず，学費も安いのでアジアやアフリカ，中南米などへの留学も視野に入れて探してみてください．開発途上国と考えられている国々が，インターナショナルコースを設置していて，授業はすべて英語で世界の留学生を受け入れていることに驚かされます．

2 国際的に活動するための多様な道
——夢と現実

　外国での国際協力活動が，国際看護の第一義ではありませんが，それでもいつか外国での活動をしてみたい，と思っている方に向けてお話します．私自身の体験をもとに，国際協力活動に参加するにあたっての具体的な話もまとめてみました．そして，現場でどのような能力が役立ち，今からどのような準備が必要かについて，実際の状況をまじえながら進めていきます．

✈ さあ，公募先を探してみましょう

　国際的な活動において，どの団体からの派遣を選ぶかは最も重要なポイントです．最初に，組織の理念や目標をしっかりと調べ，自分自身の拠りどころとしている哲学や看護倫理などと比較して，自分自身が納得できるかどうか考えます．次に，募集している内容と自分の希望する活動内容が合致しているかを調べます．このとき，臨床看護や地域保健などのキャリアにこだわらず，看護が広く「人間」を対象としていることを思い出してください．また，医療プロジェクトの現地代表やコーディネーター（調整員）などの募集もありますので，ぜひ，プロジェクトを統括し，すべての管理・運営を経験していただきたいと思います．私は，このような現地プロジェクト統括の重責を担う看護のプロフェッショナルの育成が，世界から求められていると思っています．

　応募を決意したら，気になるのは派遣場所と活動期間，報酬や保障についてです．派遣場所が希望と異なっていてもあまり気にする必要はありません．どこでも住めば都ですから．しかし，紛争地であるとか情勢不安定な地域への派遣は，その団体や信頼できる方に相談して十分な情報を集めた後で，自分自身で決めてください．活動期間は，現在の職場と相談し休職できる期間を利用し

たり，職場をいったん辞めて自分で数か月，1年間，数年間と決めることもできます．派遣する側にとっても，長期で活動する人材は宝ですから喜ばしいのですが，だらだらと同じ場所で活動し続けるのはよくないので，ある程度のキャリアプランを立てて望みましょう．報酬は出ないと思っているかもしれませんが，人間の尊厳を守れるくらいの生活は保障してもらえるはずです．

　これらの段階を経て派遣に至るのですが，やはり派遣された経験者の話を聞くことは重要です．よい点だけを強調して話す場合はやや疑わしいですし，悪口ばかりを聞かされた場合は，なにかしら組織や派遣システム的な問題があると考えます．自分にとって完璧で満点の組織など世界のどこにもありませんから，あなた自身が参加して活動してみて結論を出せばいいのです．

 ## 最大の難関は，家族の壁

　最後に最も大きな壁が，みなさんを待ち受けています．それは，親や親戚の存在です．「まさか，玄関で両足をつかまれて，母親が行かないで，行かないでと号泣するとは……，想定外だった」と言ったのは，私の知人です．結局，彼女は自分の夢であった海外での活動を断念しました．自分の夢をずっと親に話さないまま，落ちるだろうと思って気楽に応募したら受かってしまい，すべてが決定してから話したというのです．みなさんは，海外での活動をTVなどで家族と見たときに，「将来は，ちょっとこんな活動もしたいなあ」と言っていることでしょう．そのときに，沈黙が続くか，あるいは驚くか，賛成してくれるかの様子をうかがっておいて，今後の戦略を立てていきます．

　親や家族の応援が得られないまま，海外での活動を行うことにはあまり賛成できません．私の場合は，小学生の頃から小出しに言っていたので，親としてはいつか海外に出て行くのだろうなぁと，10年以上かけて覚悟する時間があったようです．そんな私でも，自分の甥が海外に行きたいと突然言い出したときには，心配して大反対しました．その様子を見た家族は，「みんなの心配も知らずに，自分は好きなだけやっておいて」と，私の発言にあきれていました．

 ## 救急とかICUの経験がないとダメですか？

　「救急看護とか，ICUとかの高度先端医療の現場経験がないと，海外での活

動は無理ですか」との質問を学生から受けることが多いのです．「誰が言ったの？」というのが私の疑問です．みなさんはどう思いますか．もちろんこのような経験は役立つと思います．しかし，あらゆる専門を十分に経験していたら，何十年もかかり定年退職後に参加ということになるでしょう．ですから私は，「どこでもいいので，自分がやりたいと思うことをしたほうがよい．何か1つに一所懸命になって取り組み，がんばった経験が大切だから」と，まずは話しています．

そして「現場は何年くらい経験したらよいでしょうか」と聞かれると，「何年でもよいと思う．自分の力や努力をいちばんよく知っているのは自分だから，自分で決めればいい」と答えます．現場経験は3年以上というのが，ほとんどの募集要項には書かれていますが，例外も多くありますので，チャレンジはいつしてもかまわないと思います．

また，このような公募だけではなく，まったく考えてもいなかったのに就職先から海外出張や転勤を命じられる可能性もあります．もちろん，自分自身の強い希望や専門性がある場合は，そのような派遣先を見つけることを勧めますが，現地に行ってみないと本当のニーズや自分がすべきことは見つけられません．あまり自分の"やりたい"ことばかりを考えていると，派遣先に到着したとたんに，夢と現実のギャップに愕然とするかもしれません．

海外で一生涯活動し続ける人は非常に少ないですので，生活の基盤はやはり日本であり，キャリアパスも日本を基盤として考えていくほうが妥当だと思います．そうでないと20年近くフリーターで根無し草のような生活になってしまうなんていうことも……これは，私のことです．自分の看護職としてのキャリアを積むなかで，数日，数か月，数年の単位で海外活動にもかかわる機会があれば，あえて拒否せず自然に参加するとよいと思います．

✈ 現場でしまった！　と思わないために

どんな現場への派遣でも，日常生活が待っていることを忘れないでください．そして，チームのメンバーが協力して活動を遂行しなくてはなりませんから，勝手な行動やメンバーの協調性を乱すような行為はすべきではありません．と，最初に私が言うのには理由があります．特に初めての派遣では，自分の描いて

いた理想を"やりたがる"人が圧倒的に多いのです．やる気と熱意は認めるのですが，これが身勝手やわがままにつながることもあるので十分に気をつけましょう．どのような場所やメンバーであっても，普段からの柔軟性と適応力があれば大丈夫でしょう．ですから，日本での日常生活や毎日の仕事はとても重要なのです．

　災害救援活動では，被災者と一緒にテント生活や避難所暮らしをすると想像しているかもしれませんが，それは偏ったイメージです．甚大な被害を被った地域は，二次災害のことを考えて非常に危険だと判断するのが普通です．ですから，活動場所は人々の多くが避難している被災の少なかった場所になるはずです．そして私たちは被害を受けなかった，あるいは少し離れた安全を確保できるホテルなどを探し，そこに滞在しながら活動場所に通うことになります．可能であれば，電気，水道のある地域のホテルを選びます．ですから，滞在先と食事についてはそれほど心配する必要はありません．災害や紛争という危険を伴う現場へ先発隊として行く場合は，現地にたどり着く経路や活動場所も自分たちで探すしかないという例外はありますが，調査後に派遣される看護職などは，ある程度準備された状態ですのでご安心ください．

　しかし，日中に活動する現場では，トイレ使用や食事の手配には本当に困ります．女性は2mくらいの軽い布を持って行くと，トイレや水浴びのときなどに活用できます．地震後の災害現場では粉塵が舞っているというか視界が真っ白で，野外での活動も多いためマスクとゴーグル（高価なので準備されていないこともある）が必須です．これらの活動に必要な備品は，すべて派遣先が用意していると思いますが，自分のためですのでしっかり確認してください．食事は，3食確保できることを期待しないようにしましょう．食べられるときに思いっきり食べておいてください．私は，2日間ほどひもじい思いをしたことがありますが，これらは緊急救援活動のケースです．長期的なプロジェクトでは，現地での生活も活動も落ち着いており緊急性は低いので過度に心配することはありません．

現地プロジェクト統括の適性

　現地プロジェクト統括となる人は，現地の責任者と考えて間違いないでしょ

2. 国際的に活動するための多様な道——夢と現実

う．会社でいえば，現地法人の社長を任されたようなものです．リーダーとしてどのような能力が必要とされているのか，考えてみたいと思います．1つのプロジェクトには多くのメンバーがかかわりますので，自分がよもやプロジェクト統括で派遣されることはないだろうと思っているかもしれません．しかし，現地のメンバーが多くても日本人はあなた1人のこともあります．あるいは経験が積み重なると，リーダーとして活動せざるをえなくなることもあるでしょう．看護職は，特に保健関係のプロジェクトであれば，コーディネーターや現地統括に非常に適していると思いますし，まだ，あまり知られていませんが多くの若い看護職がさまざまな組織のリーダーとして世界で活動しています．

ここで，"現地プロジェクト統括に向いているかどうかチェック"をしてみてください．これらの25項目は，経験者の体験をもとに作成していますが，なんら科学的根拠はありませんので気楽にチェックしてください．

- ☐ ほかの人と比べて，好奇心が旺盛だと思う．
- ☐ いつも明るくて，ニコニコしていますねと言われることが多い．
- ☐ チームでの作業や仕事では，協調性があるほうだ．
- ☐ 人と話をすることが好きである．
- ☐ 今の自分は幸せだなあと感じている．
- ☐ ごく普通程度の体力はあると思う．
- ☐ 自分の感情のコントロールは容易にできる．
- ☐ 本を読むことが好きである．
- ☐ 1人で行動したり，一人旅の経験がある．
- ☐ 地図がなくても，道順などをよく覚えている．
- ☐ 食べ物の好き嫌いはない．
- ☐ 風呂やシャワーは，毎日入らなくてもまったく平気である．
- ☐ 値段交渉では，まけてもらえるまでゆずらない．
- ☐ 文章を書くことは好きである．
- ☐ 人前で自分の考えを述べることができる．
- ☐ 相手が誰であろうと，自分の正しいと考える意見を述べることができる．
- ☐ 日本語のほかに使える言語がある．

- □ 何かしらの楽器を弾いたり奏でたりできる．
- □ 臨機応変に物事に対応できる．
- □ 普段から友人などと社会問題について議論することがある．
- □ ニュースや新聞を見て，社会情勢を知ろうとしている．
- □ 世界の歴史に関心がある．
- □ 予算管理などを普段から行っている．
- □ 普段から自分の安全は自分で守ることができている．
- □ 経済的に自立した生活を送るよう心がけている．

いくつのチェックがありましたか．項目の内容は，特別な状況でリーダーとして活動するだけではなく，日本でも十分に必要な能力や行動であり，すべての人に共通していると思います．

どのような人材が必要とされているのか

　一般的には，どのような活動やプロジェクトであれ，人道支援に関する知識にプラスして専門的な知識と技術が要求されます．さらに，決断力や協調性などの性格的な要素，交渉やコミュニケーション，危機管理，予算も含めたマネジメント能力なども重要です．そして最後に，どんな状況でもユーモアのセンスを忘れないということです．現実に必要とされたこととしては，1人で海外を移動できる，世界に共通する教養を身につけている，申請書類の作成やプレゼンテーションスキルをもっていることなどがあげられます．そしてこれらすべては，看護学における高いレベルの知識や技術をもっていることは当然という前提なのです．

　「どのような準備が必要ですか」と聞かれたときの答えは，このようになります．学生のみなさんはコツコツと勉強を続けることで，若い看護職の方は知識だけではなく高い実践能力を習得することで，世界での活動に近づくと思います．こころざしや情熱も大切ですが，日常の小さなことでも冷静に判断できる能力を鍛えていきましょう．日本で，日常生活のなかで，今がんばっていることをしっかりと遂行できる能力があれば，どこに行っても大丈夫です．今がうまくいかないからと外国に逃避しても，それはやっぱりうまくいかないだろう

ということです．

　以下に，国際的な人道支援活動に必要とされている資質をまとめてみました．みなさんは，どのような能力が必要だと思いますか．

- 国際社会の動向に関心を寄せて学ぶ姿勢
- 基本的な緊急支援の知識と実践にプラスしての専門分野の知識と実践能力
- 冷静に行動するための深い洞察力
- 豊かな人生経験と教養
- 派遣地域の歴史，政治，文化などへの理解
- 世界のどこでも，1人で行動し生活できる能力
- リーダーシップ

　このような資質は国際的な活動だけではなく，日本での看護実践やあたりまえの生活をするうえでも重要な要素だと思います．最初に述べたように，私たちが学び続けている看護学という学問は，ほかの学問と同様に国際的な視点を包括しています．それに気づいていない看護職や看護学生がいるとしたら，この本のなかで，気づいていってほしいのです．

3 国際的な仕事への挑戦
——海外で，日本で

青年海外協力隊（JOCV）は，多くの看護職が参加している海外ボランティア派遣制度です．そして，その他の国際機関や国際NGOなどでの仕事についても知っていただきたいと思います．日本国内においても国際的な仕事にかかわる機会は多くありますので，インターンシップやスタディツアーについてもご紹介します．

✈ JICA職員にチャレンジ！

●JICA職員の仕事は，日本でも海外でも

独立行政法人国際協力機構（JICA）は，主に開発途上国への技術協力を行っています．JICAによる短期の契約期間の海外派遣という方法もありますが，しっかりと就職して日本や海外で仕事をしたいと考える方には，やや難関ですがJICA職員をお勧めします．

JICA職員の新卒採用試験は，春と夏の2回行われています．エントリーするとWeb試験があり，それに合格すると2次選考では面接と小論文です．さらに，3次選考では面接，4次選考まで行くとグループワークと役員面接があるそうです．これを突破するのは難関だそうですが，挑戦したい方はどうぞ！経験者採用・期限付職員採用については，人数は少ないですが随時情報が掲載されますのでチェックしてください．

JICAにはこのほかにも多くの職種がありますし，看護職に関する採用についても内容や条件が変化しますので，必ずウェブサイト（しごと@JICA http://partner.jica.go.jp/shigoto/）でご確認ください．図8のように，国内だけの仕事，海外だけの仕事，そして両方にかかわる仕事がありますので，日本

3. 国際的な仕事への挑戦——海外で，日本で

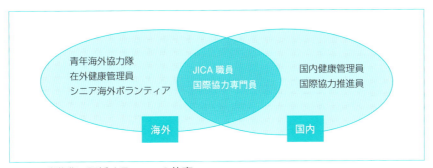

図8　看護職に関係するJICAの仕事

在住でも国際的な仕事ができることがわかります．では，次にもっと具体的な看護職にかかわる仕事を見ていきましょう．

健康管理員（看護職）の仕事

JICAでの仕事は，海外赴任だけではありません．国内での国内健康管理員，国際協力推進員などの仕事もあります．国内健康管理員は，JICA本部での仕事として関係者の健康管理を支援する業務で，看護職が求められます．業務内容は，健康相談，医療機関との調整，緊急移送など多岐にわたります．契約期間は，およそ1～3年です．

国内健康管理員の海外バージョンが，在外健康管理員です．勤務地はJICAの在外事務所であり，職員や青年海外協力隊などの健康管理を支援する業務です．特に開発途上国における疾病・感染症の予防対策，現地医療機関との調整など海外での特殊な業務が加わります．契約期間はおよそ2～3年で，年齢制限は65歳未満であり，毎年20名近くが新規採用されています．

国際協力推進員は，国内だけの仕事

国際協力推進員は，自治体が実施している国際協力事業の活動場所で仕事をします．主に，都道府県とJICAと市民を結ぶパイプ役となり広報活動やイベントにかかわります．青年海外協力隊などの経験者などが採用されています．契約期間は1～3年です．これは，国内だけの仕事ですが，学校や大学での活動

109

経験についての講演や，青年海外協力隊の募集や説明会なども大切な業務です．

青年海外協力隊（JOCV）にチャレンジ！

　青年海外協力隊（JOCV）は，JICAのボランティアの1つであり，青年海外協力隊員には海外で2年間，その専門に応じたボランティア活動を実践することが期待されています．世界中からの要請があり，看護職であれば要請先の必要とする条件（専門性や経験年数など）と適性が合い，試験に合格すれば現地への派遣が決まります．

　まずは，日本全国で募集に関する体験談と説明会が行われていますので，そこに参加して情報を得ることが大切です．ウェブサイトでも十分に情報は得られます．ほかにも日系社会青年ボランティア，短期ボランティア，シニア海外ボランティア（40歳以上）の募集の説明もありますのでご覧ください．

　ここでは青年海外協力隊の募集時期，選考方法，合格後の65日間の派遣訓練，現職参加制度，所属先推薦制度などについて，大切な情報ですので少し説明しておきます．

　募集時期は，1年間に春と秋の2回です．1次選考は書類審査，専門の技術審査と健康診断審査で，応募調書や用紙はかなり詳しく記載が求められています．2次選考では，面接や語学試験があります．現地への派遣期間は，原則2年間です．

　さて，合格後のスケジュールですが，65日間の派遣前訓練がありますので，事前にしっかり勉強することができます．訓練所は，長野県駒ヶ根市，福島県二本松市のどちらかが派遣される国によって決定します．規律正しい集団生活のなかで，JICA事業について，語学訓練，異文化理解，安全・健康管理などを学びます．ですから，合格後から派遣までの期間に仕事を継続する人は，職場とよく相談する必要があります．

現職参加制度を，知っていますか？

　現職参加制度を利用すると，1次選考の技術審査が免除となります．職場の看護部長の推薦書が必要となりますので，現在の皆さんの職場，あるいは将来の職場の質が問われますね．不合格だと恥ずかしいから，推薦をもらわずに普

通に受験するという人もいるのですが，一般には現職参加はよいことであるとの認識が広がりつつあり，技術審査免除の特典も大きいです．しかし，まだまだすべての病院や施設で現職参加，つまり2年間にわたる長期休暇を認めてくれるわけではありません．多くの看護職が，合格通知を受け取ると職場に辞表を出している現状は，本当に残念なことです．それでも，現職参加を積極的に勧めている病院も少しですが増えてきていますので，希望をもって探したり，上司や看護部に交渉してみてください．案外，そのような情報を知らないだけかもしれません．

現地派遣にかかる往復渡航費，生活費，住居費に関しての自己負担はありません．さらに，無給休職や無職での派遣者には，国内積立金が支給されますので，帰国後すぐにお金に困って路頭に迷うことはないようです．

帰国後はどうなるか？

自分の仕事は自分で探すことが原則ですが，2年間の派遣期間を無事終了した場合には，たとえば，JOCV枠UNV制度があり，これは国連ボランティア（UNV）という国際協力活動に，JOCVの枠で応募が可能となります．もちろん条件を満たしていなければ合格しません．

また，帰国後に教育訓練手当という制度に申し込むことができます．専門学校での1年間の訓練や，大学・大学院への進学や科目履修も認められています．海外での経験の後に，もっと勉強したくなる人は多いのです．日本の看護職が，帰国後に就職難に陥ることはないのですが，自分のキャリアを活かした仕事に就きたいと考えて進学する人は増加しています．

国際機関にチャレンジ！

国際公務員とは，国際社会の共通の利益のために国連などの国際機関，主にニューヨークやジュネーブなどの本部，さらに開発途上国などで国際的な任務を遂行する国際機関職員のことです．若手正規職員採用のためには，国連職員採用競争試験があり，この試験に合格した人が，国連事務局で正規職員として勤務することになります．

各国からの拠出金の分担率に対応した，国連事務局の望ましい職員数と現実

表9 国連事務局の職員数と拠出金の分担率に対応した望ましい数

国名	職員数（女性）	望ましい職員数	分担率（%）
米国	366（199）	373〜504 ○	22.00
日本	81（51）	186〜252 △	9.68
中国	77（38）	119〜161 △	7.92
ドイツ	132（73）	125〜169 ○	6.39
フランス	146（71）	99〜134 ◎	4.86
英国	151（60）	92〜125 ◎	4.46
イタリア	133（65）	80〜108 ◎	3.75

◎十分に充足，○充足，△少ない
（2015年外務省資料より筆者作成）

の職員数を比較した表9を見ると，日本は望ましい職員数の半数にも至っていないことがわかります．このような現実を受けて，個人による国連職員採用競争試験へのチャレンジだけでは，正規職員数の増加は難しいことから，外務省では，将来，国際機関で正規職員になりたい若者を対象に，経費を政府が負担して原則2年間，国際機関に派遣することを目的としたJPO（Junior Professional Office）派遣制度が実施されています．JPOは派遣先機関により，AE（Associate Expert），APO（Associate Professional Officer）とも呼ばれています．求められている人材は，開発，人権，教育，平和構築，防災，IT，財務，そして保健分野など多様です．JPO派遣制度の人数は非常に限られていますが，ほかにも若者の国連職員採用の制度としてYPP（Young Professional Program）があり，国際公務員としての第一歩を踏み出す支援をしてくれます（表10）．

外務省国際機関人事センターのウェブサイトには，もっと多くの情報が掲載されていますので，じっくりと見てほしいと思います．また，国際機関では正規職員ではなく短期（数か月〜数年契約）の専門職を随時募集しています．これらの情報は，たとえば難民関連であればUNHCRなどのウェブサイトで直接調べることができます．まず，多様な国連機関がどのような活動を実施しているのかを理解したうえで，自分のやりたいことをうまくマッチングできるとよ

表10　国連と国際機関における若手職員の募集

制度	採用機関	待遇	応募資格	募集時期	試験種目
国連YPP	国連ESCAPなど多数	P1～P2の初任者レベル（原則2年間）	学士号以上 32歳以下（受験年の12月31日）	12月頃（時期は異なる）	書類選考 筆記 面接など
JPO派遣制度	UNDP WHO UNICEF 国連事務局など多数	P2 準職員（原則2年間）	修士号 職務経験2年以上 35歳以下（受験年の4月1日）	2～4月	書類選考 英語筆記 面接（スカイプ利用） ※機関により異なる

（2017年外務省資料より筆者作成）

いと思います．高いハードルであるということで，多くの人が最初からあきらめている場合が多いですから，競争率が下がり，すんなりと短期専門家派遣などに採用されるという幸運もあります．最後まであきらめなかった人が残る！ということでしょうか．

市民団体（NGO・NPO）で働く！

　NGOで働くといっても，日本の事務所での就職もありますし，現地派遣の2年契約などもあります．どちらにせよ，海外派遣の前には3か月～1年間の本部事務局での派遣前研修を受けることになります．NGOで求められている人材は，すぐに働くことのできる専門能力を備えた実践経験者が多くいます．そのため，JOCVなどで活動した後にNGOで働く人も増えています．給与や労働条件は，以前よりもよくなっていますが，ボランティア精神だけを掲げていても，それだけでは生活できませんし長続きもしないという困難な経済状況であることは変わっていません．もっと，プロフェッショナルな技術と知識をもった人たちが集まって，日本のNGOも経済的自立のなかで発展していかなければ，よい人材も集まりにくいと思います．

　もちろん，国際的なネットワークのある世界で活躍するNGOなどは，ずっと以前から大きな力をもち，政府予算や多額の寄付も獲得しています．みなさ

んが，日本発の NGO か，国際 NGO の日本支部か，あるいは途上国の NGO での活動を選ぶのかは，みなさんの考えかたしだいなのです．

なお，ここでは NGO という言葉を使用していますが，最近の日本では NPO 活動法人になっている場合が多くあります．市民団体であり，営利目的ではないという点では同じです．国際協力 NGO センター（JANIC）のウェブサイトからは，350 以上の NGO を検索することができます．職員募集や海外派遣者募集の情報を集めてみてください．

学生時代にも体験可能なインターンシップ制度とスタディツアー

インターンシップ（以下，インターン）制度は学生時代にも利用できますし，次のステップへの準備段階として半年や 1 年間利用することも可能です．これによって，自分自身が納得して活動したい組織であるのか見極めることもできます．また，実際に国際協力経験のない人にとっては，経験を積むための最も容易な方法かもしれません．インターンにかかるすべての費用は自分の持ち出しですが，海外での滞在費が無料の場合もあります．また，語学力，報告書作成，事務能力，生活能力などが必要とされることもあり，その条件は異なります．

JICA インターンシップは，日本国内が中心ですが海外事務所でのインターンの募集もあります．また，いきなり国際機関ではハードルが高いと思っている方は，日本国内の国際機関でのインターンから始めることも可能です．表 11 にご紹介しているインターンは，看護分野に限ったものではありませんので，もしも医療系や看護としての参加を希望しているのであれば，JANIC の NGO に関する情報から，医療支援活動を行っている NGO・NPO を探して検索することができます．表 11 には，いくつかの NGO・NPO 情報を載せていますので参考にしてください．

「国連フォーラム・国連でインターン」のサイトを見ると，こんなにも多くの日本人が世界でのインターンに参加しているのかと驚かされます．体験者の声は非常に興味深く，インターンだけではなく国際機関や国際的な活動についても知ることができ，今後の自分の進路を考えるうえでの参考にもなります．

3. 国際的な仕事への挑戦——海外で，日本で

表11　インターンシップ情報

実施主体	内容
JICAインターンシップ・プログラム https://www.jica.go.jp/recruit/intern/	日本国内JICA本部，在外事務所などで，1〜8か月間のインターンシップ．
日本ユニセフ協会・国際協力人材養成プログラム https://www.unicef.or.jp/inter/	10〜16週間の主に海外での大学院生対象のインターンシップ．
国連フォーラム・国連でインターンボランティア http://unforum.org/internships/index.html	多様な国連機関でのインターン体験を知ることができます．
外務省国際機関人事センター ＊国内インターンWFP，UNFPAなどあります． http://www.mofa-irc.go.jp/	国際機関でのインターン制度や，日本の事務所でのインターン募集などの情報があります．
外務省本省インターンシップ	外務省内の多様な部署で2〜6週間のインターンが可能です．在籍している大学からの推薦が必須です．
国際協力NGOセンター（JANIC） NGOの情報が満載のウェブサイト http://www.janic.org/	300団体以上のNGOが検索可能ですので便利なページ．各NGOのインターン情報を調べましょう．
ハート・オブ・ゴールド（代表：有森裕子） http://www.hofg.org/	毎年12月にアンコールワット国際ハーフマラソンを実施．インターン募集は随時事務局に問い合わせを．
日本キリスト教海外医療協力会（JOCS） http://www.jocs.or.jp/	海外の保健医療に恵まれない地域に，医療従事者を派遣しています．
SHARE（シェア）国際保健協力市民の会 http://share.or.jp/	海外と国内での保健医療活動を実施しています．
AMDA社会開発機構 http://www.amda-minds.org	長期の保健衛生プロジェクトを実施．看護職の募集が多く，インターン募集は随時事務局に問い合わせを．

　海外の現地事務所で仕事をしている日本人女性の話です．まずは，学生のときにスタディツアーに参加して，その後卒業して一般企業で2年間働いた後，やはり国際協力の仕事がしたくて大学院に進学したそうです．そのときに，アジア事務所でのインターンとして半年間NGOで活動し，現在は職員として採用され働いているとのことでした．もちろん，一生このNGOで活動するのではなく，次はどの国のどの団体で仕事をするか考えているようでした．

　つまり，学部学生ではスタディツアー参加，修士学生ではインターンシップ，

第3章　見て！聞いて！体験する！——国際協力への理解を深める

修了後は正式採用というパターンがあるようです．ただし，私の場合は十数年間の海外でのフリーター生活の後，34歳から修士課程で学び，ようやく英語ができるようになって海外での国際協力に初めて参加していますから，人それぞれですね．自分らしく，自分の人生のなかで無理をせずかかわっていけばよいのではないでしょうか．

　日本のNGOも国際NGOも，学生の夏休みや春休みの時期に，アジアやアフリカ，中南米などのプロジェクト地域を訪問するスタディツアーなどを実施しています．期間は1～2週間程度ですが，語学力はあまり関係なく，海外の担当者が日本語で案内してくれます．学生時代の夏季休暇中にスタディツアーに参加するのは，値段も安価で短期間であるため，初めて外国に行く人には向いています．その年によって内容も条件も異なりますので，ウェブサイトで確認してください．

参考文献
- 日本国際保健医療学会編：国際保健医療のキャリアナビ，南山堂，2016．

参考ウェブサイト
- 独立行政法人国際協力機構 JICA　https://www.jica.go.jp/
- JICA 新卒採用サイト
  http://www.jica.go.jp/recruit/shokuin/recruitment/index_02.html
  JICA 経験者採用・期限付職員採用サイト
  http://www.jica.go.jp/recruit/shokuin/ex/index.html
- JICA 青年海外協力隊　https://www.jica.go.jp/volunteer/application/seinen/
  春募集は4～5月，秋募集は10～11月です．全国の説明会情報などもあります．
- 外務省国際機関人事センター　http://www.mofa-irc.go.jp/
  国際機関の公募情報や，外務省派遣のJPOなど多様な情報が満載なのでお勧めです．
- FASID　財団法人国際開発高等教育機構　http://www.fasid.or.jp/home/
  学生や国際協力関係者，希望者への研修を国内外で行っています．大学院教育もあります．
- 国連フォーラム「国連職員 NOW！」　http://www.unforum.org/unstaff/index.html
  日本人の国連職員へのインタビュー記事が掲載されており，幅広い分野の活動内容や国連との出会いなどがわかりやすく書かれています．
- 国連ボランティア計画（UNV）　http://unv.or.jp/
  応募は登録制で，世界のプロジェクトの現場で仕事をすることが可能です．
- JICA ボランティア　JOCV 枠 UNV 制度
  http://www.jica.go.jp/volunteer/obog/career_support/unv/

4 海外研修の実際と課題
──知的好奇心を刺激する

ここでは，海外研修を大学などで実施したいと考えている教員の方々に向けて，海外研修実施に関する経験をご紹介したいと思います．しかし，一歩踏み出すかどうかについては，くれぐれも組織の皆様と十分にご相談ください．これらは，そのときの資料としてご利用ください．

 海外研修を企画する

看護系大学が増加するなかで，海外研修を実施している大学も増えています．たとえば，前期に国際看護の講義があり，後期に看護演習で単位を取得するというものです．

海外研修の引率の教員数は1～3名程度のことが多いようですが，大学によっては現地の担当者や教員に任せ，引率をしない場合もあるようです．このような場合は，旅行会社に現地での日程や訪問先を一任して添乗員が一緒に行くこともあり，その費用は少し高くなります．

また，海外研修を実施している大学のほとんどでは，教員に海外で学んだり勤務した経験があり，現地の知人や大学教員に直接連絡を取り，教員が現地と相談して日程や訪問先を決めるケースが多いようです．この場合，費用は格段に安くなりますが，海外研修を企画した教員の負担が大きいことが難点です．1，2回は続けることができるでしょうが，その後は疲れ果てて，やりたくない気分になることもあります．さて，これからの看護の海外研修が発展するためには，どちらの方法を選択することが賢明でしょうか．また，学生の安全確保も海外では困難になりますので，事故や病気の際の責任の所在，緊急連絡先や現地での緊急時の行動についても明確にしておくことが重要です．

研修費用は，学生自身が全額負担する場合が多いため，可能な限り低額にするべきだと思います．アジア地域で1週間程度の演習であれば，おおよそ15万円以内にすることが可能です．演習場所として最良であっても，遠距離であれば飛行機料金が高額になるため研修先の国は慎重に選んだほうがよいでしょう．

　では，具体的に研修実施までどのように企画，準備しているのか，引率にはどのような困難があるのかについて私の経験をご紹介します．

　表12のように，研修の企画段階から帰国後までを4つに分けた場合には，このような準備が必要となります．まず，学内に委員会を設置して，数名から5名程度の委員により実施することで，1人あたりの負担が軽くなります．また，学科長などの組織のトップを委員会のメンバーに加えることは必須です．国際交流には，学部間あるいは大学間協定を結ぶなどといった，組織全体の基本理念を受けた活動も含まれるからです．また，予算についても組織のトップの決断が重要になります．学生への補助金も，旅費の1～2割程度の補助をする場合は現在でもありますが，費用負担については，今後も検討すべき課題です．教員の渡航費用については，出張扱いとし全額大学の負担とされるべきですが，どうしても予算上不可能であれば，往復交通費と滞在費について実費支給し，現地での交通費や日当などは検討することになるでしょう．

✈ 研修日程の組み方

　表13を見ていただくとわかるように，訪問先の国では，都市部と地方の2か所に滞在することを心がけています．都市か地方のどちらかだけを訪問しても，その国の姿は見えてこないと思うからです．また，可能であれば，現地の看護学生と交流できる時間を組んでもらいます．施設や大学を見学するだけでは，学生たちにとっては物足りなく感じるようです．看護職を目指す同世代の学生からの刺激が，最も大きなインパクトになります．帰国後もメールで連絡を取り合うようですから，英語の上達にも一役買ってくれます．また，大学生活に関するプレゼンテーションでは，学生自身が写真を中心とした発表内容を英語で準備し，現地で2, 3回プレゼンテーションをしているうちに英語も発表も上達します．

表12　海外研修企画の過程

- **企画段階**
  1) 教員の渡航予算確保
  2) 学科長などによる海外演習・海外研修の承認
  3) 現地訪問先への受け入れと日程調整の連絡
  4) 受け入れ可能人数と引率教員の決定
  5) 学生への説明会の開催・学内にポスター掲示
  6) 学生の応募と選定（希望の動機に関するレポートなど）

- **演習準備段階**
  1) 参加学生への結果報告と今後の予定打ち合わせ
  2) 語学研修（5回程度）
  3) 訪問国の状況を各自調査して発表（3回程度）：国の概要，日本との関係，保健・医療に関する情報，文化や習慣など
  4) 教員より，訪問国についての講義（2, 3回程度）
  5) 海外での注意点やパスポート取得の説明
  6) 日程が決まりしだい（3〜5か月前）飛行機を予約
  7) 日程と飛行機の予約終了後に，訪問先に依頼文書を送付
  8) 学生への補助金があれば領収書などの準備
  9) 出発の数日前に壮行会と最終打ち合わせを実施
  10) 現地訪問先へのお礼の品などの確認
  11) 学生による大学紹介のスライドの作成（英語）

- **現地演習**
  1) 当日の出発空港での待ち合わせ
  2) 現地到着後の移動の車手配とホテルチェックイン
  3) 食事に関する打ち合わせ（学生の健康状態と食事内容の検討）
  4) 現地担当教員とスケジュール確認と変更の検討
  5) 学生の健康状態の確認と対応（毎朝と不定期）
  6) 現地の空港で日本円の両替
  7) 翌日の集合時間や移動時間の確認
  8) 訪問先での自己紹介やお礼の言葉準備
  9) 学生同士の交流やイベントの準備（歌や特技の披露など）
  10) 教員による通訳（可能であれば）と不明瞭な点の説明
  11) ホテルでの宿泊に関すること
  12) 研修中の写真は教員が撮るが，観光地での個人写真は可とする

- **帰国後**
  1) 現地訪問先へのお礼の手紙送付
  2) 学生からのレポート提出
  3) 報告会のポスター掲示と開催準備（パワーポイントによる30分程度の発表）
  4) 学科長などへの報告
  5) 次年度の説明会での発表の準備
  6) 教員の海外出張経費などの処理
  7) 学生の健康状態の経過観察（1週間程度の様子観察）
  8) 帰国後の参加者との食事会の開催（1か月後の感想を聞く）

危機管理と病気への対応

　最後に，海外研修を実施するにあたっての困難な点をあげてみます．一番心配なことは，学生の健康問題や事故への対応です．国や地域によっては，突然のデモやクーデターに巻き込まれることもあるでしょう．このような万が一の

表13　タイ研修の日程表（約1週間の例）

1日目	タイ国バンコクへ移動．到着後担当者と打ち合わせ・夕食会
2日目	午前：国連機関などへの訪問とレクチャー 午後：JICA でのレクチャー，保健プロジェクトの見学
3日目	午前：大学病院の見学 午後：タイ東北部へ移動　到着後担当教員と打ち合わせ・夕食会
4日目	午前：大学訪問と学内見学，両大学によるプレゼンテーション 午後：学生同士の交流，懇親会
5日目	午前：県立病院（学生実習先）の訪問と見学 午後：地域保健センターの訪問と見学
6日目	午前：高齢者施設の訪問と見学 午後：遺跡などの見学
7日目	午前：研修のまとめと評価 午後：バンコクへ移動し，夜行便で日本へ帰国
8日目	午前：帰国，空港にて解散

事態に対応するためには，現場での責任者と大学組織での責任者を明確にしておくことが重要です．事件や事故は，日本の常識とは異なる現場で起きていますから，可能な限り現地の責任者への権限を大きくしておくことも必要です．

　健康状態は，自己管理を徹底するしかないのですが，疲労などから体調を崩すことがあります．海外旅行保険に加入することを義務づけ，症状が軽く都市部に滞在している間に，日本語の通じるスタッフのいる私立病院で診てもらいましょう．後回しにしていると，熱帯感染症など，日本ではお目にかかったことのない病気であった場合，帰国が遅れることになりかねませんから，早期発見，早期治療が一番だと心得ましょう．

　現在では，旅慣れている学生もいますが，1年生では7割くらいの学生には海外経験がありません．初めて海外に行く学生にとって，大学が企画する研修への参加は，国際看護に目を開き，視野を広げるよい機会となります．帰国後の学生は，「もっと英語の勉強をがんばる」「しっかり勉強して，またどこかで世界の看護職と出会いたい」「異文化についてもっと知りたい」などと，知的好奇心が大いに刺激され，勉強への態度も変化していきます．多くの大学や学校で，今すぐに海外研修ができなくても，まずはすべての教員が，このような海

外研修の重要性を理解することから始めてもよいと思います.

参考文献
　近藤麻理:誌上講義 国際看護学. 看護教育 50 (1)〜(5), 2009.
　海外研修の実践事例が5つ紹介されていますので, お役立てください.

第4章

これからの私たちの選択
看護の力を信じて

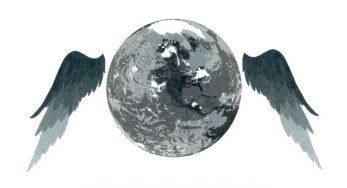

1 メディア・リテラシー ——情報をどう判断するか

　メディアを通してどれだけ正しい情報が得られるのだろうかと，疑ってみたことはあるでしょうか．また，SNS（ソーシャル・ネットワーキング・サービス）による情報の拡散は世界中にまで及びます．紛争やテロのニュースのあふれる現代だからこそ，「本当にそうなの？」と疑うことが重要なのです．私たちは正しい情報をどこから得ることができるでしょうか．そして，多様な情報を収集し分析する能力を身につけるためには，どうしたらよいのでしょうか．

SNSのつぶやきが情報拡散

　ある看護師が病院に入院中の患者のことを，少数の友人との閉ざされたグループのSNSに短く書き込みました．その内容には悪意もなく，特に気に留めるようなものではありませんでした．しかし，そのSNSのグループのなかで，ほかの人たちからの意見や感想がそこに加わり盛り上がりました．そのグループの1人がおもしろがって，別のSNS仲間にその話を拡散するとたちまち大勢の人の知るところとなり，最初に書き込みをした看護師は，患者の個人情報を漏らした守秘義務違反であると批判されました．このような出来事は，誰にでも起こりうることです．

　自分の日記のように，あるいは限られた友人だけとの会話のようにSNSを利用する人が増加していますが，個人情報を気楽に漏らしてはいけないのです．特に，少人数のグループだから大丈夫と油断しているとこのような拡散によりどこまでも情報が独り歩きすることになるのです．あなたのそのクリックの先には，世界中の人々がいることを思い出してみましょう．

　ネット上では，意図的につくられたフェイクニュースも拡散されています．世界中の情報のなかから，何が正しい情報であり，それを見分けることは可能

なのでしょうか．やがて，人工知能（AI）が，人間の知能を超えるときが来るといわれています．この時代の私たちは，毎日，膨れあがる情報に試され続けているのかもしれません．

子どもの写真を使ったポスターの意図とは

　国際機関や市民団体による募金活動の広告には，子どもの写真が多く利用されています．しかも，おなかが膨れて飢餓状態の子どもにハエがたかっていたり，母親の母乳が出ない写真などの悲惨な写真も含まれています．活動資金となる寄付金を集めるためには，わかりやすくてインパクトのある，ポスターやテレビコマーシャルを作成することが必要なのです．ですから，受け手である私たちが，ポスターの写真の悲惨さだけを見て，可哀想だからと募金をしたり，現地で活動したりすることは，安易で早急な判断かもしれません．もちろん，可哀想だと思って募金するのはよいことなのですが，その前に，現地の本当の姿や真実を知ろうとすることは，もっと大切だと思うのです．

　次に，医療支援活動のポスターや報告されている写真を見ると，医師や看護師が聴診器を子どもの身体にあてている写真が多いことはお気づきでしょうか．これは，その姿が最も医療支援活動らしく見えるからということのようです．私自身は，このような写真はもっていないのですが，帰国後にメディア関係者から「そういう写真はないでしょうか」と，よく聞かれました．ニュースを見る人たちにとっては，非常にわかりやすい写真だからという理由からです．しかし，このような写真からは，医療支援をする側のステレオタイプな活動の様子は見えてきても，現地の人々の姿は伝わっていないのではないかと思うのです．

　みなさんの周りにも多くの写真やポスターがあふれています．今まで，しっかりと注意して写真やポスターを見たことがあるでしょうか．街を歩いてみてください，きっと多くの発見があるはずです．

戦争報道における「善」と「悪」

　戦争を伝えるジャーナリストたちは，今日のグローバル化社会においては国家という概念にとらわれることなく，多様な視点をもつことができ自由に報道

できる時代を生きています．ただし，戦場を1人で歩くことは危険であるため，国家や軍の庇護のもとで安全確保されながら報道することもあります．この場合は，安全を条件に情報が偏る可能性もあり，国の情報操作に利用されかねません．

　私たちが見聞きしているニュース情報では，「善」と「悪」が示されている（しかもはっきりと）ことが珍しくありませんが，そもそも戦争に正義はあるのでしょうか．たとえば，コソボ紛争における1999年の空爆では，2つの民族が対立しているという構図をメディアがつくり，セルビア系民族は国際的に極悪非道であると報道され，空爆されてもしかたがない存在にされていました．しかし，現地では極悪非道とされた市民は，「なぜ私たちを攻撃するのか」と怒り，「撃つなら撃て！」と開き直り，爆撃の標的となるかのような丸い的の布を空に向けて掲げる市民の姿を，数少ないジャーナリストが伝えていました．

　世界は，アルバニア系民族の人たちに圧倒的に同情的で，ほとんどのジャーナリストも市民団体も世界の人道援助活動も，アルバニア系民族の側に偏っていたのです．この，伝える側の情報操作が入ることで生じる偏りを，現場に行って真実を確かめることのできない私たちは，いかにすれば排除することができるのでしょうか．

メディア・リテラシーを身につけよう

　メディア・リテラシーとは，多くの情報のなかから必要な情報を取り出すことができ，次にその内容を評価し，真偽を見抜いたうえで利用することができる能力であると考えられています．インターネットの普及により膨大な情報量が得られる現代では，その情報の信頼性や中立性が疑わしいことがあります．そのため，このような能力が必要となり，欧米においては基礎教育のなかにメディア・リテラシー教育が含まれているのです．日本では情報系の科目や，総合教育のなかで取り上げられることもありますが，まだまだ少ないといえるでしょう．

　具体的な教育では，実際の新聞記事や写真を利用することが多くあり，①そこに取り上げられている写真がなぜ選ばれたのか，②見た人々はどのような印象をもつだろうか，③この写真にタイトルをつけるとしたら，などと生徒に質

1．メディア・リテラシー——情報をどう判断するか

問していきます．こうして，物事の背景を読み取る力をつけていくのです．
　このようなメディア・リテラシーの力がつくことで，国際的あるいは日本国内も含む多様な情報について，評価，判断，活用することが可能となり，国際看護にも毎日の生活にも役立つと思うのです．これは，何かを「学ぶ」ときに必要な，基本的能力だといえるでしょう．メディア・リテラシーの獲得により，インターネット上への安易な書き込みや守秘義務違反は減少するのではないかと思うのです．

参考ウェブサイト
　WFP（国連世界食糧計画）　http://www.wfp.or.jp/
　子どもたちへのフードプロジェクトなどのポスター写真が掲載されています．
　日本 UNICEF 協会　http://www.unicef.or.jp/
　子どもたちに関するあらゆる世界の情報が網羅されています．

参考文献
　門奈直樹：現代の戦争報道，岩波書店，2004．
　菅谷明子：メディア・リテラシー——世界の現場から，岩波書店，2000．
　スーザン・ソンタグ（北條文緒訳）：他者の苦痛へのまなざし，みすず書房，2003．
　ハンナ・アーレント（大久保和郎訳）：イェルサレムのアイヒマン——悪の陳腐さについての報告，みすず書房，2003．
　最上敏樹：人道的介入—正義の武力行使はあるか，岩波書店，2001．
　ジョージ・オーウェル（高畠文夫訳）：動物農場，角川書店，1995．

映画紹介
　「リダクテッド」監督：ブライアン・デ・パルマ，2007
　イラクに赴いた兵士たちの現実と，その告発をリアルに描いています．リダクテッドとは，情報を黒く塗りつぶして削除することです．
　「大いなる陰謀」監督：ロバート・レッドフォード，2007
　アフガニスタンでの戦争を，政治家，ジャーナリスト，元ベトナム帰還兵である大学教授，貧しい大学生たちなどの多様な視点から描いています．邦題はわかりにくいのですが，「Lions for Lambs」がもとのタイトルであり，これには深い意味があるのです．

COLUMN

意地悪すぎる質問

　ある大学の国際関係論の講義で，教員が学生に聞きました．「アフリカ人が何人死んだら，日本の新聞紙上に掲載されるか．あるいはニュース番組で取り上げられると思うか？」というのです．これは衝撃的な質問で，「いったいこの教員は何を考えているんだ」とか，「とんでもないことを言う」と学生は思いましたが，教員はひるみません．「外国で大きな事故があると，邦人（日本人）はいませんでしたとニュースで知らせるし，欧米で銃乱射事件があると数名の死傷者でもニュースになっている」と話します．しかし，全世界のニュースなんて網羅できるわけもないし，仮に載せたとしても百科事典のような分厚い新聞になってしまうことでしょう．そうすると，私たちが目や耳にするニュースは誰かが選んだ結果であり，まったく私たちに届かない情報のほうが，もしかしたら多いのかもしれないと気づくのです．

　学生たちは考えました．日本人やアメリカ人と同じように，アフリカの人たちの死も報道されているはずだと．「100人かな，いや1万人かもしれない．でもアフリカのニュースはほとんど聞くこともないし…．」もしかすると1990年代の紛争で，何万人，いや何十万人の虐殺があって初めてニュースとして全世界に知れ渡ったように，普段の私たちはほとんどアフリカ大陸のことなんて考えていないのかもしれないのです．「先生，こんな質問，意地悪すぎます」と1人の学生が言いました．

2 進化する国際看護とともに
――10年後の看護の姿は？

　国際看護は，看護学のグローバルな視点であるとともに，ごく自然な看護の視点でもあります．私たちは，世界や日本社会の変化に常に敏感であり，情報網をはりめぐらせ，現状を的確に分析し，5年後10年後の看護に必要なことは何かを考え，今からでもすぐに行動を始めておく必要があります．また，近年の世界情勢から，看護学の倫理性を確かなものにしておくことも重要になってきています．さて，あなたは10年後，20年後の社会に何を期待し，そのために看護をどのように進化させていきますか．

✈ ガリヴァー旅行記が現代に問いかけるもの

　スウィフト作の『ガリヴァー旅行記』は，ガリヴァーが小人の国や巨人の国へ行くという童話として有名です．しかし，童話ではなく小説のなかでは，巨人の国の王様に，小さなガリヴァーが自分のいた国が戦争で使用する火薬の素晴らしい効果について説明すると，王様は，平然とした態度で心を動かすこともなく話すガリヴァーに激怒するのです．そして，この場面について，加藤尚武は「火薬を用いて人を殺すことを平然たる態度で話すことができるようになり，しかも，その異常さにはまったく気づかない」（加藤尚武：戦争倫理学，ちくま新書，pp15-16, 2003）と，ガリヴァーと同じ世界に生きる人々に向けて警告しています．さらに時代は進み，機関銃の発明，やがて第二次世界大戦での空爆という残虐行為やヒロシマ・ナガサキの原爆については，「ボタンを一つ押すことで数十万の人を殺すということが狂気なのである」（同書，p18）と述べています．スウィフトは，この王様の感覚こそが正気であると人々に伝えようとしていたことがわかるのです．

　1991年の湾岸戦争の頃，私たちのお茶の間のテレビには世界中の戦争が映し出され，夜の攻撃でも暗視カメラを用いて，空爆の標的を定め爆破するシーン

が流れ,戦争がゲームのようになったと言われるようになりました.戦場にいるのは,自分と同じ人間です.でも,それをテレビのなかの遠い国の話だと感じることで,私たちは夕食を続けることができるのです.私たちはいつ頃から,自分が暮らす家の上空をミサイルが飛び越えても,自分のこととは思えないほどに慣れてしまったのでしょうか.爆弾やミサイルなどの兵器の存在も戦争もあたりまえであると,これはしかたがないとあきらめてしまったのでしょうか.そうだとすると,慣れとは恐ろしいものです.時代の変化だからしかたがないと思い込んでいることがあれば,もう一度慣れる前の自分に戻って考えてみたほうがよいかもしれません.

　もしも多くの人が,戦争をごく普通の日常茶飯事にすぎないと感じるようなときが来たとしたら,あなただけは自分自身の考えをもち続けて踏みとどまることができますか.極論ですが,戦争に巻き込まれそうになったとき,あなたはこんな戦争は間違っていると言うことができるでしょうか.どうやって,周りの人たちを説得するのでしょうか.今,現代に生きる私たちが18世紀のスウィフトに言えることは,看護学に基づく私たち看護職の倫理性において,自分たちはこのような狂気には絶対にのみ込まれないということです.さらには看護は社会の狂気をも変える力をもっているのではないかと思うのです.

私たちの倫理性が問われる時代

　看護の研究者が国際的な研究を推進するためには,世界の研究者との連携が必要となりますが,そのための補助金や資金も重要となります.近年,安全保障貿易管理の視点から輸出管理体制が強化され,研究成果を他国の研究者に安易に渡したりできないようになっています.分野が限られた実験データや物質などですが,よく理解しないままに留学生や他国の研究者に渡すと,研究者は輸出違反で実刑にもなりかねないのです.

　あなたのかかわっている国際的な共同研究やプロジェクトの予算の出どころについては,知っているでしょうか.他国の資金の場合には,軍事予算ではないか注意が必要です.日本では防衛省のなかに防衛装備庁が設立され,安全保障技術研究推進制度が2015年より始まり,競争的資金の予算総額は3億円,2016年は6億円,2017年は110億円に増額されています.

2. 進化する国際看護とともに――10年後の看護の姿は？

　日本学術会議は，1950年4月の第6回総会で「戦争を目的とする科学の研究には絶対に従わない決意の表明」を声明しています．その内容は，「日本学術会議は，1949年1月，その創立にあたつて，これまで日本の科学者がとりきたつた態度について強く反省するとともに科学文化国家，世界平和の礎たらしめようとする固い決意を内外に表明した．われわれは，文化国家の建設者として，はたまた世界平和の使として，再び戦争の惨禍が到来せざるよう切望するとともに，さきの声明を実現し，科学者としての節操を守るためにも，戦争を目的とする科学の研究には，今後絶対に従わないというわれわれの固い決意を表明する」（原文）というものです．

　このように，第二次世界大戦までの科学者が戦争に深くかかわり，新しい武器の開発など軍事研究を積極的に行ってきた事実を直視し，研究者自身が声明を発表することで，戦争を目的とする研究を絶対に行わないと決意したのです．科学を研究する者は，そもそも自然のなぞを解き明かすことに喜びや好奇心を強く感じており，政治や戦争には関心をもたないと考えられています．しかし現実には，研究者にその意思がなくても，軍事に応用されてしまう技術は，身近な人工知能，ロボット研究などにもみられます．

　近年，「デュアルユース（両義性）」という言葉を聞くことが多くなりましたが，軍事研究であっても，その成果は民間活用も可能であるというとらえかたです．これは，研究の資金や目的が軍事であっても，人の役に立つのであればよいという安易な考えかたにもつながります．本当に，そうでしょうか．その場合，研究者は開発したのは自分だが戦争に使用したのは軍や政治家だから，責任は研究者にはないと言い出しかねません．研究に携わる者は，自分の研究が，どのような目的で利用されるのか，デュアルユースという言葉に惑わされずに研究成果の先まで真剣に考えることが求められているのです．

　このように看護学の研究を今後も発展させていくということは，看護学の社会における立ち位置を明確にし，看護学の研究結果への責任を最後まで社会のなかでとり続ける覚悟が問われているということになります．池内は，朝永振一郎氏の言葉をもとに，「科学者も結果責任を問われると覚悟して，科学の知見が人間社会でどのように使われるかまで心を配らなければならず，それを市民に伝える義務があると説いているのである」と述べています（池内了：科学者

と戦争，p192, 岩波新書，2016)．そして，最後にこう締めくくります．「戦争こそ人間を破壊する最大の元凶であり，いかに言い訳しようと戦争を許容する教養はありえない．軍学共同を通じて戦争に協力する科学者は，真の教養を学んでいないことを意味する」と（同書，pp192-193)．

　軍事予算で研究を無制限に支援するという国もありますが，そのような状況のなかでも，絶対に軍事研究の予算は受けないと決心している研究者も数多くいるのです．このような研究者は，単純に好奇心で自分の研究をやりたいというだけではなく，研究成果が人の幸せのために利用されなければならないと強く意識しているのだろうと思います．たとえば，ロボットスーツ HAL®の開発を行った,サイバーダイン株式会社代表取締役社長の山海嘉之教授は,アイザック・アシモフ著『われはロボット』のロボット工学の3原則の「ロボットは人間に危害を加えてはならない」を大切にしている研究者であることを明らかにしています．

　人の幸せに貢献できる研究をもっと発展させることができたら，その学問は，社会や人々にとって重要な学問分野として認められるかもしれません．その代表として看護学が，10年後，20年後の世界に存在していたら素晴らしいと思いませんか．

進化する国際看護

　皆さんは，ブータン王国のことをご存知でしょうか．では，国民総幸福量（Gross National Happiness：GNH）について聞いたことがありますか．ブータン王国では，世界が利用している国民総生産（GNP）の基準だけでは，物質的・金銭的な豊かさしか測れないことから，幸福を感じているかという項目の入った国民総幸福量という指標を取り入れて調査をしています．その結果は，国民の9割以上が幸福だと感じているとのことです．この話を聞いて,「ブータンのように幸せな国で暮らしたいなあ」と思った方がいるかもしれません．では日本は，世界の人々から「日本で暮らしたい」と思われているでしょうか．近年，日本に暮らす外国人在留者も増えていますが,日本の過労死は世界でも有名で,「KAROUSIで，死ぬまで働かされるんでしょ．自殺者やうつ病も多いし」と言われることのほうが多いのです．

2. 進化する国際看護とともに——10年後の看護の姿は？

　紛争や貧困で疲弊した国々が，国の建て直しを決意したとき，「あの国のようになりたい」という目指すべき姿が世界のどこかに存在していれば，復興と再建に希望をもつことができます．ですから，私たちが幸せに誠実に生きていることも，世界の誰かの役に立つ国際協力の1つの形ではないかと思うのです．もちろん看護においても，今の地道な毎日の繰り返しが，実はとても大切なことにつながっているはずなのです．

　ある成功したベンチャー企業の若い社長が，「世界を意識しない社長は成功しない．国際的な視点は必須であり，この感性がなければ現代社会ではどの領域も残れない．たとえば，ルワンダで何が起きたかすら知らないようでは困る」と熱く語っていました．私は，看護は今そのスタートラインにやっと立ったばかりだと思うのです．どの分野のプロフェッショナルも国際的視野を重視しており，それがあたりまえとなりつつあるなかで，看護だけが例外になることはないはずです．

　では，なぜ国際看護は，現地での国際協力であるという考えが広がったのでしょうか．ここをもう一度振り返ることで，次のステップが見えてくるような気がします．いつの間にかそうだと思い込んでいたことが，どこから来たものか，どうしてそう思い込むようになったのかを考える．その思考過程が国際看護には重要なのです．

　国際看護は，日本の看護や私たちの社会を，国際的な視点から見つめ直す機会を与えてくれます．これは，看護がそもそも備えている特性であり，私たち看護の対象が「人間」であることからも明らかです．もしも，今までの日本の看護が，これほど重要な看護の特性を忘れているのであれば，それをわざわざ取り出してでも思い出す必要があります．そして，地球上のグローバル化が加速するなかで，国際的な看護の新しい役割が生まれてきているのであれば，それは日本の看護学のなかにも加えていかなければならないはずなのです．

　さて，日本の看護が世界と出会うことで，どのような新しい化学反応を起こして進化するのか，とても楽しみだとは思いませんか．

参考文献
　池内了：科学者と戦争，岩波新書，2016．

第4章　これからの私たちの選択——看護の力を信じて

- 加藤尚武：戦争倫理学，筑摩書房，2003.
- 益川敏英：科学者は戦争で何をしたか，集英社，2015.
- トマス・J・クローウェル（藤原多伽夫訳）：戦争と科学者，原書房，2012.
- 川本隆史：現代倫理学の冒険—社会理論のネットワーキングへ，創文社，2003.
- スウィフト（平井正穂訳）：ガリヴァー旅行記，岩波書店，1980.
- アイザック・アシモフ（小尾芙佐訳）：われはロボット，早川書房，1983.

おわりに

　私は，30代半ばから数多くの大学や専門学校，看護協会などで，「国際看護学」についての講義を行う機会を得ました．それは大教室であったり，あるいは少人数のゼミのようであったりと受講者数は多様でした．そこで100人以上のクラスでも，少人数のときと同じようにしっかりと話し合ってもらうにはどうしたらよいかと考えました．そのなかで授業中に学生が立ち歩いてインタビュー方式で知識を得る方法や，グループを何度も解体するグループワーク方式などを発見しました．いつも新鮮で異なる環境で講義できたことが，私の授業方法や技術も磨いてくれたように思います．ほとんどの場合，学生や参加者の高い能力に任せてグループワークで議論を徹底的に行い，私はその間サボっているというものでした．学生は時折，自分の潜在的な能力に驚くこともあり，次の時代に生きる若い世代の芽を，私が摘んでしまっては大変だと，思考の柔軟性を妨害しないような授業展開を心がけました．

　さて，私の講義を受講した皆さん，この本で学んだ皆さん，私の講義は本当のところどうだったでしょうか．あなたの今と，未来の役に立っているでしょうか．

　実は，40代からの私の関心事は，女性の起業家教育なのです．社会を変革する21世紀の起爆剤は，女性の専門職(特に看護職が鍵となる)ではないかと思っています．こう話すと，「看護とはまったく関係ない」という声が聞こえてきそうです．

　このような発想は，私が20代の頃から世界の各地で出会った，看護のプロフェッショナルたちからヒントを得たのです．看護は，新たなどこかに出発するための大いなる刺激を与えてくれます．ですから，皆さんにも国際的な視点

135

おわりに

からの看護と親しくなっていただきたいのです．ここから未来へ出発するために，皆さん1人ひとりが，社会を変革するアントレプレナーとなって，看護の発展に寄与することができれば素晴らしいと思います．

この本は，その1つのきっかけにすぎません．今までも，そしてこれからも，看護を思いもよらない方向に発展させるのは，皆さん自身の新しい発想なのです．

最後になりましたが，『看護教育』での「誌上講義　国際看護学」の連載（2009）と本書初版と改訂版の執筆については，編集担当の大野学さんとの共同作業により終えることができました．叱咤激励の絶妙のバランスを保ちながら，大野さんには長期間にわたり支えていただきました．本当にありがとうございました．そして，制作部の平岡知子さんには，丁寧に見ていただきました．また，本書のコラムは，週刊医学界新聞看護版の連載「いまアジアでは」（2000～2002年）の記事をもとにしていますが，早田智宏さん，北原拓也さんをはじめ医学書院の編集者の皆様には，30代半ばよりずっとお世話になってきました．あの頃のように肩書のない近藤麻理として，心よりお礼と感謝を申し上げます．

2018年1月

近藤麻理